「脳卒中」と言われたら…

お医者さんの話がよくわかるから安心できる

検査　診断　治療・手術

藤本司

22世紀アート

まえがき

振り返ってみると、自分の今までの医者としての生活は、脳血管障害とずっと取り組んできていたように思います。最初の印象的な思い出は、まだ入局二年目のとき、病棟で、くも膜下出血《まくかしゅっけつ》の患者さんが少し高ぶった感じで話しかけてきました。〝あまりしゃべらないように〟と思いつつあいづちをうっていましたら、急に、両手で頭を抱えるようにし、「先生助けてください！」と、私の手を握りしめながら叫んだかと思うと、すうっと力が抜けていきました。破裂脳動脈瘤《のうどうみゃくりゅう》が再破裂したのです。（その頃は、くも膜下出血があると、状態が落ち着くのを待って手術をするのが主流でした）目の前で、今、話をしていた人が、一気に命をもっていかれてしまうという感じが、握りしめられた手を通して自分の体の中を駆け抜けていったのを忘れられません。

今まで脳腫瘍《のうしゅよう》や脳卒中の患者さんを大勢診て、手術をしてきました。その間いくつもの壁に突き当たり、それを理解し、さらに乗り越えられないかと闘ってきました。最初に取り組んだのが、くも膜下出血の後に血管が細くなって脳に障害をきたす「脳血管攣縮《のうけっかんれんしゅく》」の研究でした。アメリカでの研究は、脳に血がいかなくなったとき（脳梗塞《のうこうそく》）の脳の変化やその治療、さらに、そのときにくる脳のむくみ

（脳浮腫）の研究でした。その後、カナダで脳神経外科のトレーニングを受けました。そして、脳動脈瘤、脳動静脈奇形の手術のすばらしい先生に弟子入りしました。

帰国後、二つの大学病院で手術を盛んに行いました。それと並行して脳梗塞の主役になっている血小板と、それによって起こる脳血管自身の傷害についての研究を、東京都臨床医学総合研究所の研究員を兼ねて行ってきました。そして、手術で血管を再建するのではなく、血液が不足している脳を包んでいる自分の膜から血管が生えてきて、血が足りない脳に入っていく「血管新生療法」を開発したりもしました。

退職前も、付属のリハビリテーション病院の患者さんを診てきましたが、二年前に大学病院を退職してからは、脳卒中の回復期のリハビリテーション病院に勤務しています。そして急性期を乗り越えて、いろいろな問題を抱えてなお闘病している人たちを応援しています。

このたび、この本を執筆することになりました。原稿を書き出したら、その章ごとに自分が経験し、一緒に取り組んできた患者さんや、研究したことが次々に浮かんできて、結局今までの自分の歩んできた道を振り返るような感じが強くしてきました。数限りない問題に突き当たり、悩みを目の当たりにしてきました。ともに喜び合ったことも数限りなくあります。それらを思い浮かべながら、「何が必要か」、「何が役に立つか」、ということを意識しながら書いてみました。すでに脳卒中にかかってしまった方やそのご家族の方へ、そして自分ではないが身近にそういう方がいて自分も不安だ、もっと知っておきたいと思っている方々のことも意識してまとめてみました。少しでもお役に立てれば大変嬉しいことと思います。

二〇一一年七月

藤本　司

脳卒中の三つのタイプ　脳梗塞・脳出血・くも膜下出血　の検査・治療・リハビリや日常の注意まで、患者さんやご家族の方々が抱えている疑問に対して実際に役立ち、わかりやすく解説したいと前著『「脳卒中」と言われたら・・・』を発刊してから九年経過致しました。多数の方々から「わかりやすく、大変役立った」との声をいただいておりましたので、その後の変化や進歩を含めて、さらに多くの方々に役立てていただきたいとこの度電子書籍として発刊させていただくことに致しました。改訂にあたり、進歩がめざましい「血管内治療」に関しては血管内治療専門医　新百合丘病院脳神経外

科部長　藤本道生先生に多大なご協力をいただきました。
前著と同様に喜んでいただければ大変有難いことと思います。

二〇二〇年一〇月

目次

4章　くも膜下出血の原因・症状・検査・治療 ……91

1章　脳卒中ってどんな病気？

脳卒中は元気だった人が突然手や足が動かなくなったり、言葉がしゃべれなくなったり、ときには意識障害、判断力や記憶も障害されてしまう大変な病気です。働き盛りの四〇～六〇代に多く、その後も家族や周囲の人たちに応援してもらいながら、長く闘病しなければならないこともしばしばです。脳卒中は、脳の血管の病気で、脳梗塞、脳出血、くも膜下出血があります。どのようにして発症するのか、発症したときどのようにしたらよいのか、診断や治療はどのようにするのかを見てみましょう。この章の後半では、なぜいろいろな大変な症状が出るのかを脳の構造を踏まえて説明します。大変な病気ですが、病気のことを理解し、回復や予防にも役立てていただけると思います。

脳卒中は怖い病気？

「脳卒中《のうそっちゅう》」という言葉の「卒中」の意味は、「突然現れる症状」ということです。そして、脳卒中とは脳の血管の障害により、急激に手足のマヒ（麻痺）や言語障害、意識障害などが出てしまう病気のことで脳血管障害ともいえます。

脳卒中は、今まで元気だった人が突然言葉が出せなくなったり、手や足が動かせなくなったりするなどの症状が出ます。ときには意識がなくなったり、命も脅《おびや》かされます。判断力や記憶、感情など人格にまで影響してくることがあり、生活が困難になり、今までの自分ではなくなってしまうという不安が大きくなります。

症状はその後も持続し、人の世話にならなければならない状態で、長く闘病しなければならないことが多く、本人、家族などの不安と負担は大変大きなものになります。

とくに、中高年の働き盛りの人が襲われやすく、家庭生活、社会生活においても大変なことであり、非常に怖い病気です。

脳卒中には三つのタイプがある

脳卒中は、脳の血管が詰まって血が流れなくなるために、脳が障害されてしまう「脳梗塞《のうこうそく》」と、脳の血管の壁が弱くなって、そこから出血してしまう「脳出血」と「くも膜下出血《まくかしゅっけつ》」があります（図1—1）。

同じように出血といっても、脳出血は、脳の中の細い血管が破れて出血するもので、くも膜下出血は、脳の表面を走る太い血管から出血して、血液が脳の表面に広く広がる病気です。

これらの三つのタイプの脳血管障害は、急激に脳の症状が出てしまうということでまとめられていて、共通点も多いのですが、くも膜下出血とほかの二つとは病気の原因が異なります。

脳梗塞と脳出血は、動脈硬化《どうみゃくこうか》や高血圧による血管の変化によることが多く、主に中高年の病気ともいえます。くも膜下出血は、血管の一部に異常なところができていて、そこから出血することが多く、年齢も少し若い年代が中心になります。

脳卒中の三つのタイプの頻度《ひんど》は、「脳卒中データバンク２０１８」によると脳梗塞がもっとも多くて七五・六％を占めています。次いで脳出血が一九・八％、くも膜下出血が四・六％となっています（図１—２）。

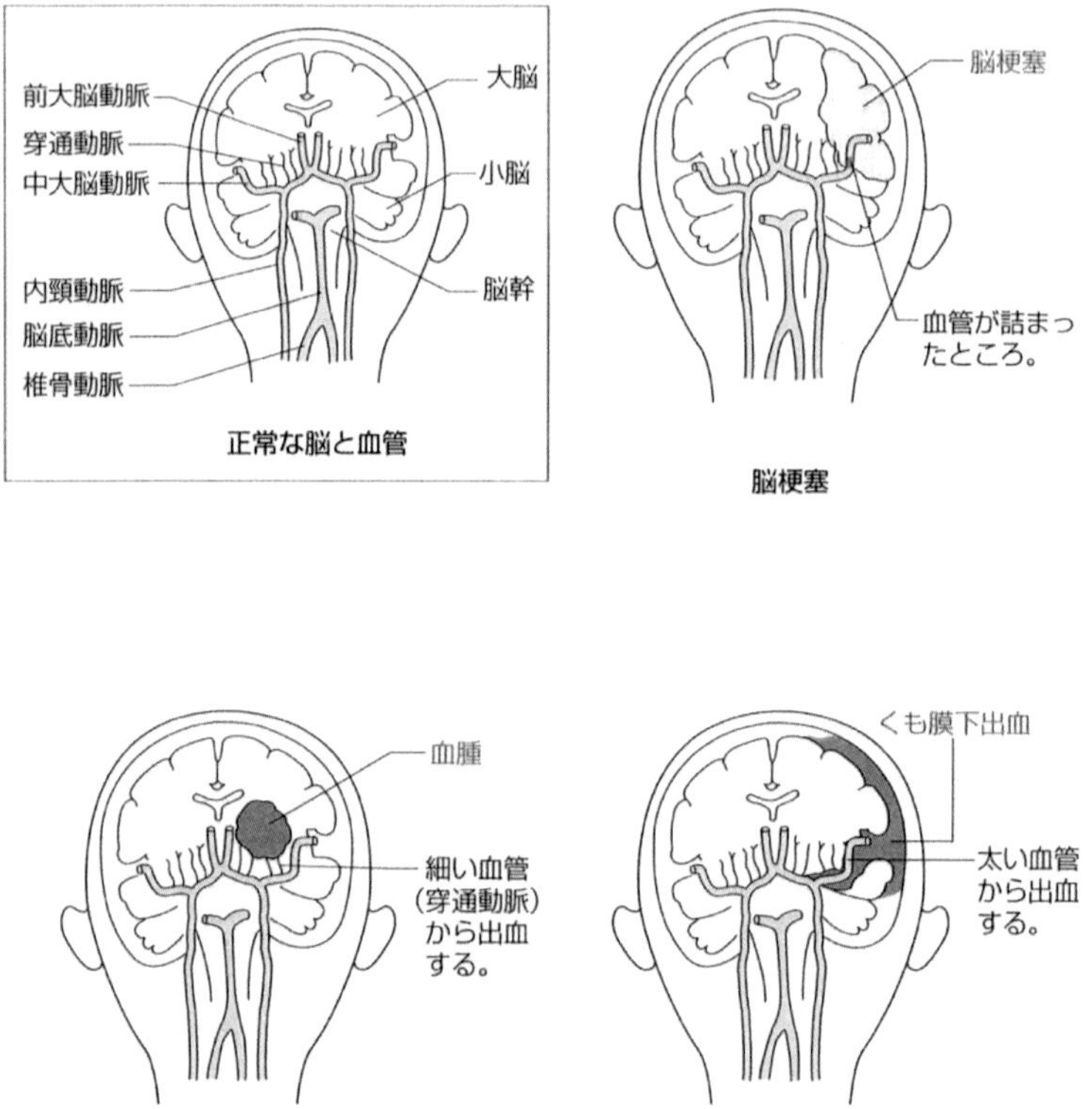

前大脳動脈
穿通動脈
中大脳動脈
内頸動脈
脳底動脈
椎骨動脈
大脳
小脳
脳幹
正常な脳と血管
脳梗塞
血管が詰まったところ。
脳梗塞
血腫
細い血管（穿通動脈）から出血する。
脳出血
くも膜下出血
太い血管から出血する。
くも膜下出血

●図1-1　脳卒中の3つのタイプ

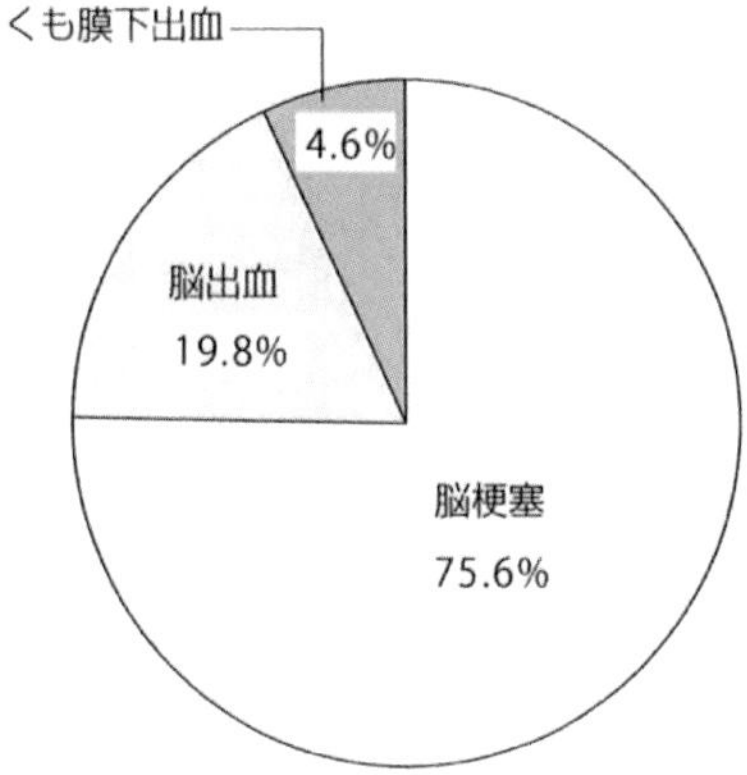
くも膜下出血
4.6%
脳出血
19.8%
脳梗塞
75.6%

●図1-2　脳卒中の3タイプの割合　「脳卒中データバンク報告書2018」より

脳卒中患者は増えている

脳卒中は、治療法の進歩に加え、高血圧の予防に力が入れられるようになり、大変多かった高血圧性脳出血は減少しています。脳出血は脳梗塞に比べて、発症後間もなく死亡する人が多く、そのため脳卒中は長年わが国の死亡原因の第一位を占めていました。

しかし、脳出血が減る一方で、死亡率の低い脳梗塞が多くなったため、現在では脳卒中による死亡率は減少し、死因としては「がん」、「心臓病」「老衰」に次いで第四位になっています。

それでも、脳卒中を患っている患者数は減少してきておりますが、年間の患者総数は一一一万人と推定されています。脳出血に代わって脳梗塞が増加してきており、脳卒中の約七五％を占め、今後、高齢者がますます多くなるとともに、さらに増加していくと心配されています。

このことは、食事の欧米化、塩分の多い食事、運動不足、ストレスの複雑化などにより、高血圧とともに脂質異常症（高脂血症）、糖尿病などの生活習慣病が増加し、動脈硬化が進みやすいことが大きく関係していると考えられます。

生活習慣病の認識が高まり、その改善の必要性が叫ばれていますが、食欲などの欲望や生活習慣に基づくことなので急には改められないことが多く、根気よく取り組んでいくことが必要です。今後の超高齢化を考え合わせると、脳卒中はいまだに「国民病」であるといえます。

●脳卒中のあと介護が必要になったり、寝たきりになることが多い

脳卒中にかかると脳細胞が障害されてしまうので、言葉がしゃべれなくなったり、手足のマヒが出たり、感情的に不安定になったりなど、いろいろな後遺症が残ることが多く、発症を機に寝たきりになることも多くあります。

国民生活基礎調査（平成二十八年）によると、寝たきりの人が多くなる介護認定要介護5を受けている人の数は五五万人でありその原因として、脳卒中がもっとも多く三〇・八％を占め、第二位の認知症二〇・八％、骨折、転倒の一〇・二％を大きく引き離しています。したがって、介護を必要とするようになる原因としてもっとも多いのも脳卒中です。

脳卒中はこうした症状で発症する

脳卒中のほとんどが、急に、あるいは突然発症してきます。脳卒中に早く気づき、早く対処することが非常に大切で、その後の経過に大きく影響します。

脳卒中でよくある症状

脳卒中の際に見られる「初発症状」には、次のようなものがあります。

●片側の顔、腕、足が突然しびれたり、力が入らなくなる。
●呂律《ろれつ》が回らなくなったり、話したいのに、急に言葉が出なくなる。
●意識が混濁し、話したり理解したりすることがしにくくなる。
●人の言うことが理解できなくなる。
●片側の目が見えなくなったり、両目でも見える範囲が狭くなったりする。

●物が二重に見える。
●明らかな原因がないのに突然の強い頭痛がする。
●めまいがする、吐《は》き気がしたり嘔吐《おうと》する。
●食べ物が飲み込めず、むせやすい。

最初に出た症状が、その後いったん軽くなったり、しばらく時間をかけて進むことがありますが、取り返しのつかない状態にまで進行してしまう可能性もあります。

脳卒中が疑われた場合は早く受診する必要があり、判断に迷ったらすぐに救急車を呼ぶことです。

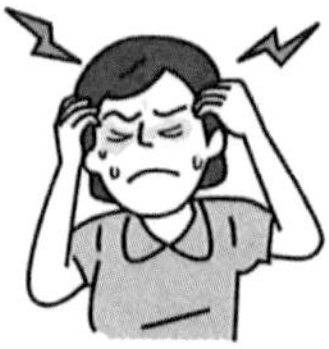

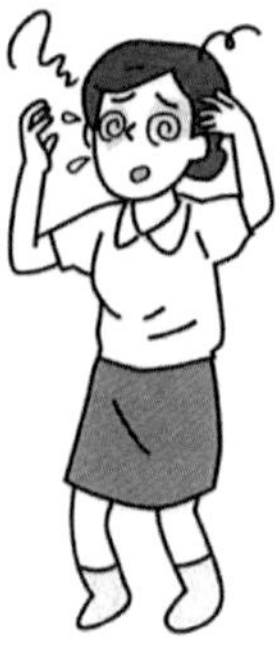

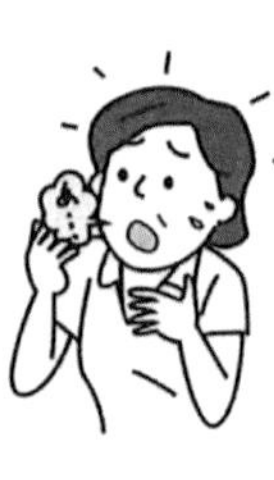

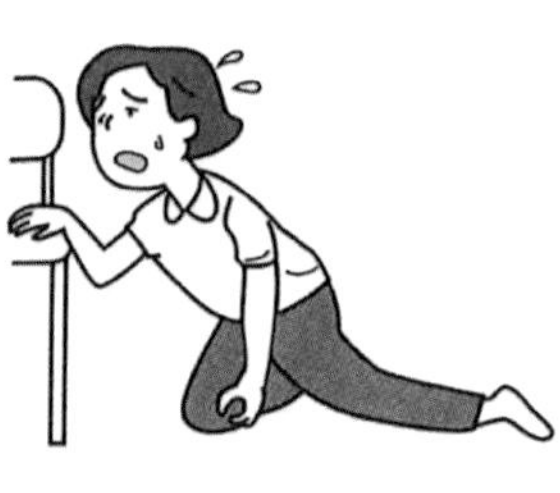

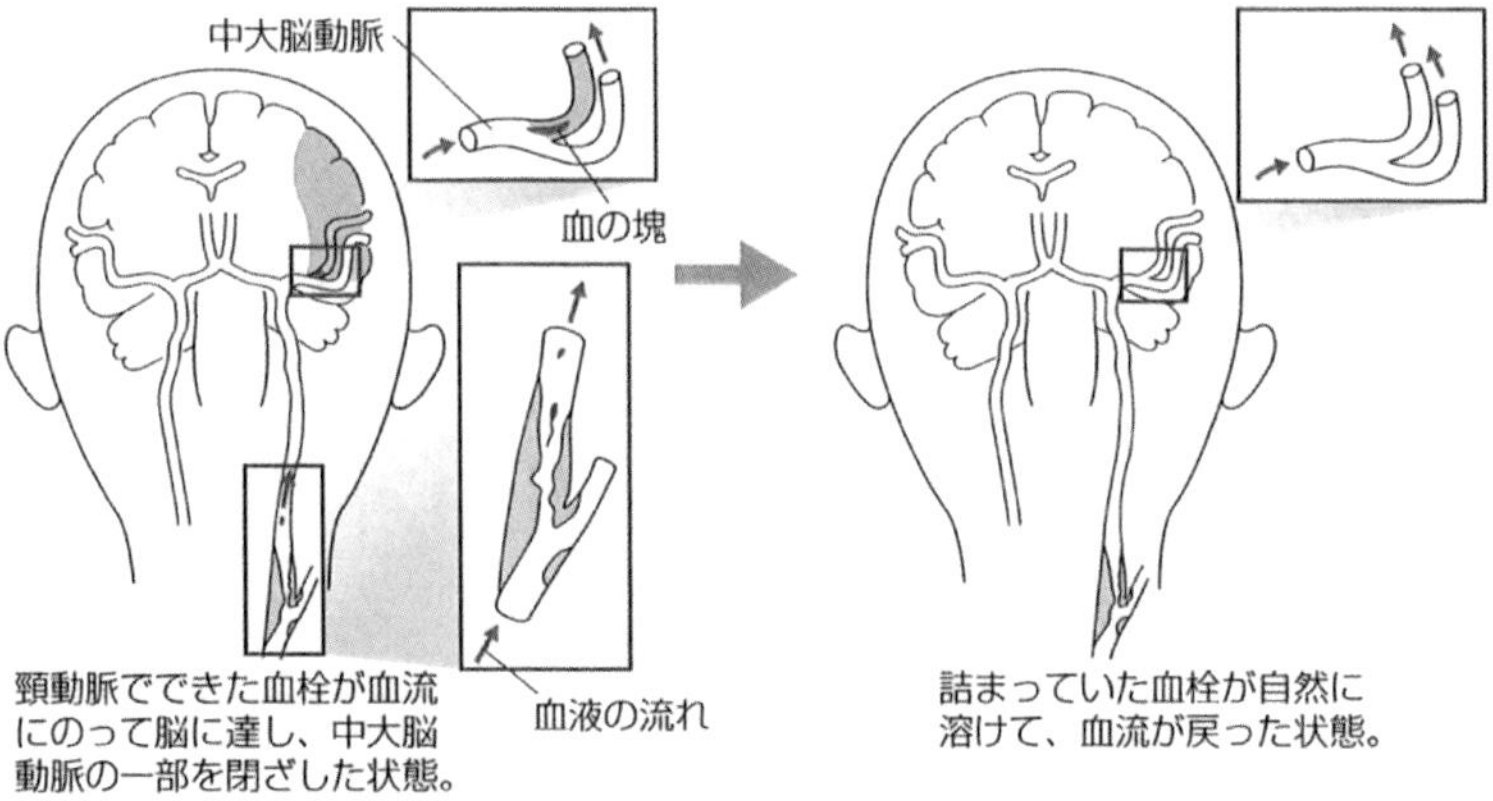
中大脳動脈
血の塊
頸動脈でできた血栓が血流にのって脳に達し、中大脳動脈の一部を閉ざした状態。
血液の流れ
詰まっていた血栓が自然に溶けて、血流が戻った状態。

●図1-3　一過性脳虚血発作が起きる仕組み

一過性脳虚血発作（ＴＩＡ《ティアイエイ》）

これらの症状が、一時的に出ても、間もなくすっかり戻ってしまうことがあります。これを「一過性脳虚血発作（ＴＩＡ）」といいます（図１―３）。これは、〝脳梗塞の前ぶれ〟の可能性があり三ヶ月以内に一五―二〇％の人が脳梗塞を発症するので重要視されています。一時的に脳への血流が途絶えたために出る症状で、一般的には二四時間以内に症状がなくなってしまうのが特徴です。実際には、短い場合は数分、長くても一時間以内で症状がなくなってしまう場合がほとんどですが、症状が消えたからといって安心してしまわずに、受診して精密検査を受ける必要があります。

脳梗塞、脳出血、くも膜下出血の症状の傾向

脳梗塞、脳出血、くも膜下出血は、どれも脳の血管障害であり、症状だけからでは、どの病気か判断しにくいことが多いのですが、それぞれ次のような傾向があります（詳しくは第２・３・４章でそれぞれ説明します）。

○脳出血やくも膜下出血では、ほとんどの場合、頭痛を伴うが、脳梗塞では少ない。

○くも膜下出血では、突然の強い頭痛で発症し、吐き気や嘔吐を伴いやすい。頭痛はすぐには消えず数日間続く。

○脳出血やくも膜下出血は突然に発症するが、脳梗塞は突然発症するものからゆっくり発症するものや階段状に悪くなっていくものまである。

○くも膜下出血ではマヒを伴わないが、脳出血ではほとんどでマヒを伴う。

○脳出血やくも膜下出血は、昼間の活動時、入浴時、飲酒時、排便時、興奮時などに多く、脳梗塞は、夜間や起床時に発症することが多く、脱水時にも起きやすい。

脳卒中の発作を起こしたときは？

脳卒中の発作を起こしたときは、周囲の人の冷静な判断と対処がなにより大切です。急いで救急車の手配をする一方で、余裕があれば、意識、呼吸、脈拍などを確かめましょう。

次に、発作を起こしたときの大事な点をまとめておきます。確認しておきましょう。

倒れたときなど、脳卒中を疑ったときの対応

（１）周囲の人はあわてずに落ち着いて対処することが必要です。

①容態を観察しながら、体を圧迫しているネクタイやベルトなどを緩める。

②意識を呼び戻そうと、強く揺り動かしたり、たたいたりしない（非常に危険）。

③意識がなく、舌がのどに落ち込んで呼吸しにくい場合は、頭を後ろにそらして、あごを少し上げた体勢にする。

④嘔吐した場合は、吐いた物が気管に詰まらないように体を横向きにする。

⑤失禁している場合は、無理に衣服を着替えさせたりしない。

⑥脳卒中の初発症状（前述）を疑ったら、できるだけ早く救急車を呼ぶ。四―六時間以内に治療ができるかどうかが、その後の経過に大きく影響する可能性がある。

（2）救急車を呼ぶときは、あわてずに、次のことを要領よく伝えます。

①一一九番に電話をかけ「救急です」と伝える。

②病人がいる住所を伝える。

③電話をかけている人の氏名、倒れている人の氏名、年齢、性別を伝える。

④倒れたときの様子を伝える。いつ、どこで、何をしているときに、どのような発作を起こしたのかを伝える。

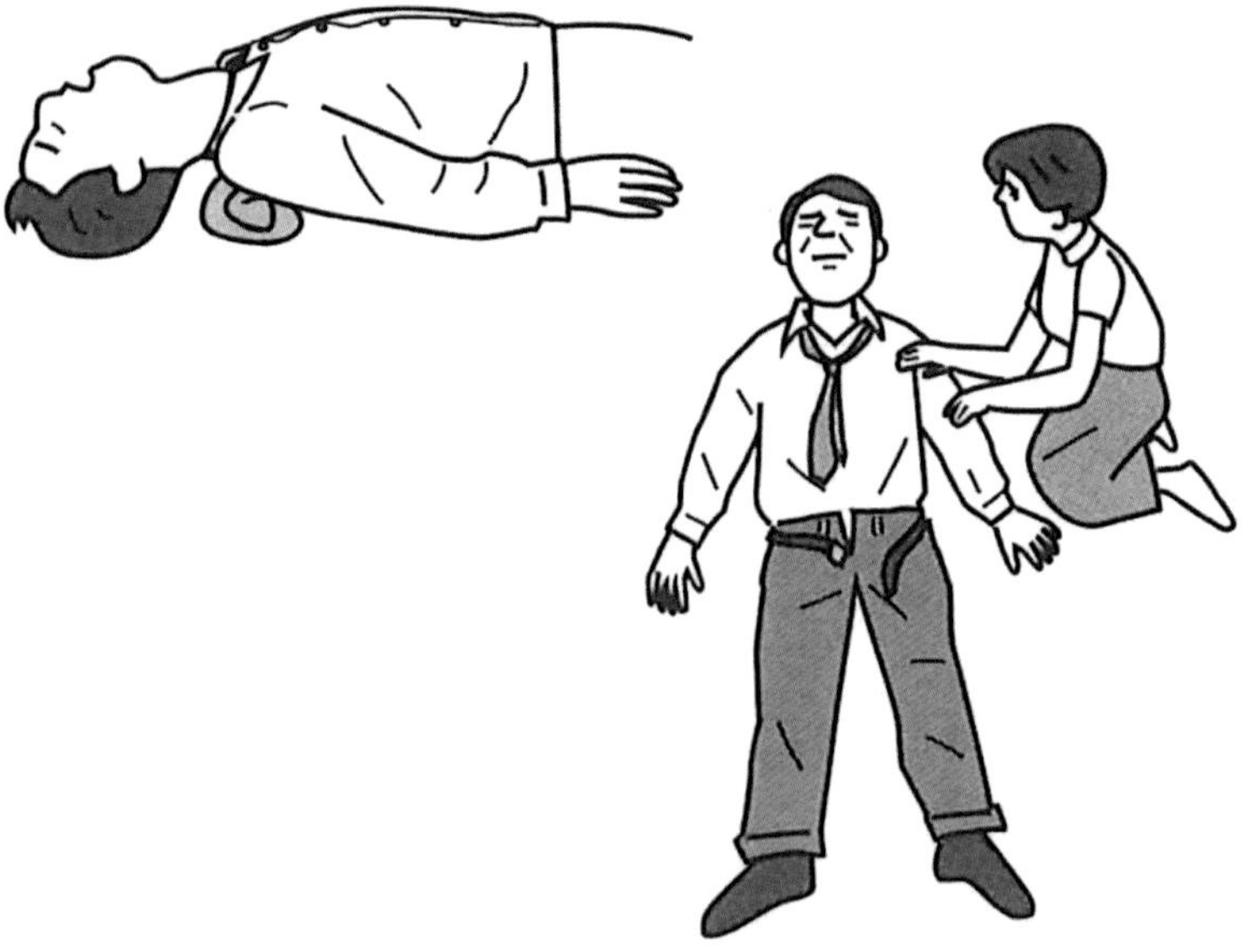

⑤倒れてからの様子の変化、現在の様子を伝える。「意識はあるか、吐いているか、マヒはあるか」など具体的に伝える。
⑥わかれば今までにかかった病気（既往症）を伝える（高血圧、心臓病、糖尿病、脳血管障害など）。
⑦多くは一〇分以内で救急車が到着する。救急隊員から患者の状態を尋ねる電話がかかってくることがあるので、救急車を手配したら、そのときに使った電話はしばらくの間はほかのことに使わない（返事がくるので）。
⑧健康保険証とある程度の現金を用意し、常用している薬があれば持参する。
⑨救急車が到着したら、隊員に手短に経過を報告する。

病院での救急処置

（1）病院に着いたら、必要に応じて呼吸管理（口腔内の吸引、酸素マスクや気管への管の挿入など）、循環器管理（不整脈など）、点滴、採血、血圧コントロールなどが行われます。
（2）応急処置をされる一方で、本人あるいは付き添ってきた人は、発作を起こしたときの様子を尋ねられます。

①どのような発作がいつ、何をしているときに起こったのか。
②その後、症状はひどくなったか軽くなったか。
③病院に来るまでに、ほかのクリニックなどに行ったか。
④以前にも同じようなことがあったか。
⑤高血圧、糖尿病、心臓病、アレルギーなど、ほかに持病はあるか。
⑥現在治療中の病気、定期的に服用している薬はあるか。
⑦喫煙や飲酒の習慣はあるか。
⑧家族構成はどうか、だれが代表者（病気の説明を受けたり・相談することができる人：キーパーソン）になるか。

（3）　基本的な検査（心電図検査、胸部X線検査、眼底検査など）を受けます。

（4）　頭部CT検査、頭部MR（MRI検査とMRA検査）検査、首の部分（頸部《けいぶ》）での超音波検査などを受け、病気を診断します。

①脳卒中なのか、脳卒中なら脳出血なのか、脳梗塞なのか、くも膜下出血なのか、どの程度の障害があるのかを診ます。

②脳出血であれば、ＣＴ検査でほとんど一〇〇％確定できます。くも膜下出血の場合もＣＴ検査でかなり正確に診断できます。ただし、脳梗塞は発症してすぐの段階ではＣＴ検査では診断できません。

③脳梗塞はＭＲＩ検査で発症一時間後位の早期から診断できます。原因となった血管の詰まり（閉塞《へいそく》）や細く狭くなっている（狭窄《きょうさく》）部位もＭＲＡ検査でよくわかります。

④必要に応じて、脳のＳＰＥＣＴ（スペクト）、ＰＥＴ（ペット）、脳血管撮影が行われます（これらの検査法については第５章参照）。

入院後、退院までの治療の流れ

（１）発作直後から症状が不安定な一〜二週間以内の時期を「急性期」といいます。急性期には、次のような治療が行われます。

①診断し、状態の安定化、進行の予防、状態や症状の改善を目指して治療が行われます。

②脳卒中とともに、関係した病気（高血圧、糖尿病、心臓病など）の治療も併せて行っていきます。

③必要な場合は手術が行われ、そうでない場合は薬で治療します（保存的治療あるいは内科的治療

ともいいます)。

④手足のマヒなどの状態に合わせながら、当日か翌日からリハビリテーション(リハビリ)も開始されます。

(2) その後の期間を「回復期」といいます。回復期にはリハビリが積極的に行われ、脳血管障害の場合は五~六か月間がこの期間になります。

この時期には回復期病棟に移ったり、回復期リハビリ病院に転院して、リハビリを中心とした治療が行われます。

(3) そのあと自宅やほかの施設に移り、「維持期」(回復後期)の治療が行われます。

①維持期のリハビリは、通院リハビリか訪問リハビリ、通所リハビリで行います。

●通院リハビリ…リハビリ病院に通院(あるいは入院)してリハビリを続けます。

●通所リハビリ…デイケアセンターなどでリハビリを続けます。

●訪問リハビリ…通院が困難な場合は自宅に来てもらってリハビリを行います。

②障害の内容や程度によりいろいろな「支援制度」があります(第7章を参照)。

なお、詳しいリハビリの流れについては、第7章の図7―1を参照してください。

脳の仕組みと機能

脳卒中について話を進めていく前に、脳の仕組みや機能について簡単に説明しましょう。図１―４～７で確認しながら見てください。また、脳の機能を知ることで、脳卒中によく見られる症状について、なぜその症状が出るのかもわかります。

脳は体の各部に運動を命令したり、体の各部から感覚を受けたりするとともに、考えたり、記憶したり、言葉をしゃべったり、感動したり、計算や判断をするなどの高等な機能を行っている体の最高中枢《ちゅうすう》といえる臓器です。百数十億個の神経細胞とそれから出ている神経線維からできており、それらがお互いに連携して無数の神経線維網（ネットワーク）がつくられています。

脳の構造

脳の重さは約一、二〇〇～一、四〇〇ｇで、豆腐のように柔らかいものですが、頭蓋骨《ずがいこつ》と髄膜《ずいまく》（脳を包んでいる硬膜、くも膜、軟膜という三層の膜の総称）（図１―４）に守られ、脳脊髄液《のうせきずいえき》（髄液《ずいえき》）に浸っているため浮力で軽くなっており、頭部外傷を受けても容易に壊れることはありません。しかし、脳は常にたくさんの酸素とエネルギーを必要としており、常に血液で補給されていないとすぐに損傷してしまいます。

脳は大脳、脳幹（広い意味では視床と視床下部を含みます）、小脳でできていて、脳幹から脊髄《せきずい》が続いています。大脳は桃の実のような構造であり、その食べる実に相当する部分が大脳皮質《だいのうひしつ》で、中央にある種に相当する部分を*大脳基底核《だいのうきていかく》（被殻など）といいます。大脳皮質は前頭葉、頭頂葉、側頭葉、後頭葉に分けられています。前頭葉と頭頂葉の境は中心溝です（図1—5）。

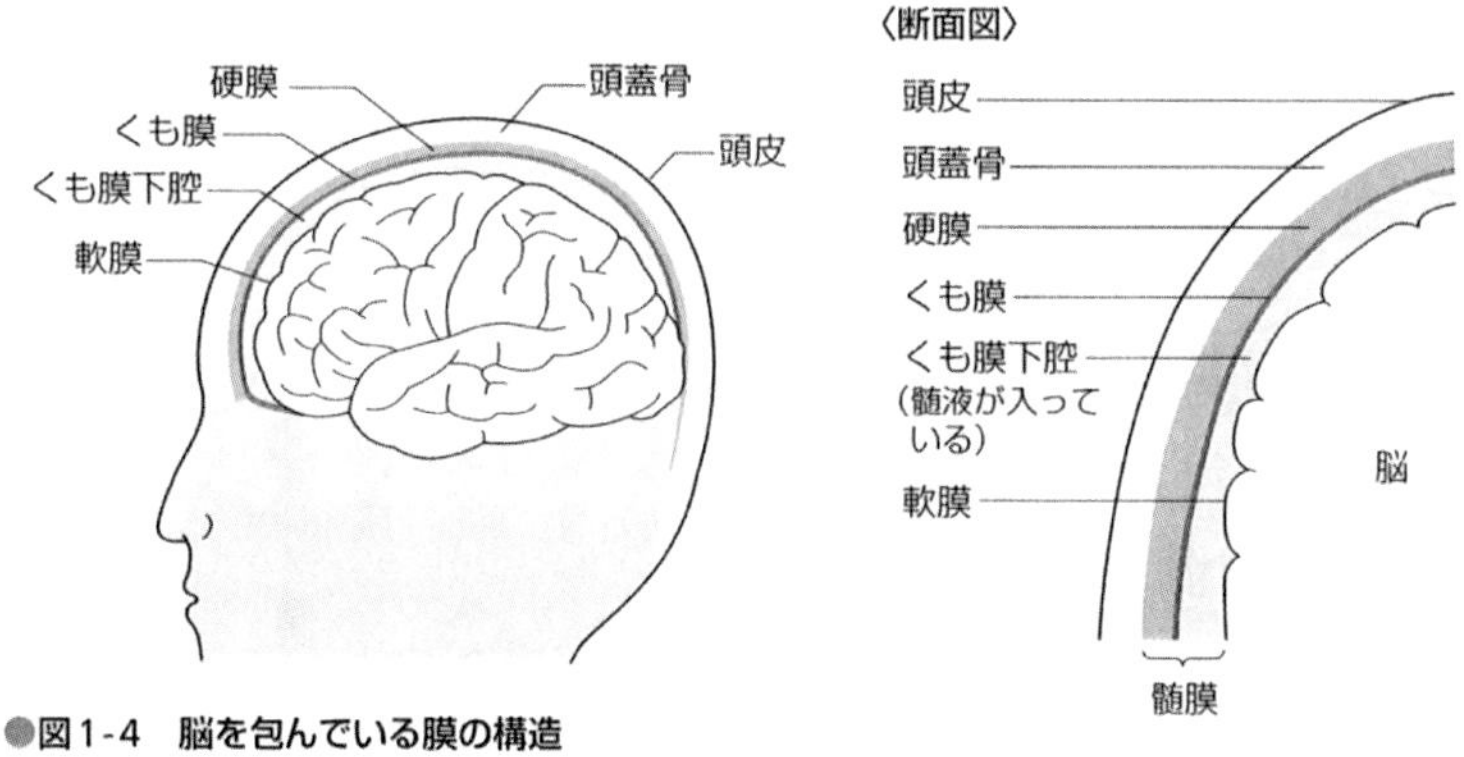

●図1-4　脳を包んでいる膜の構造

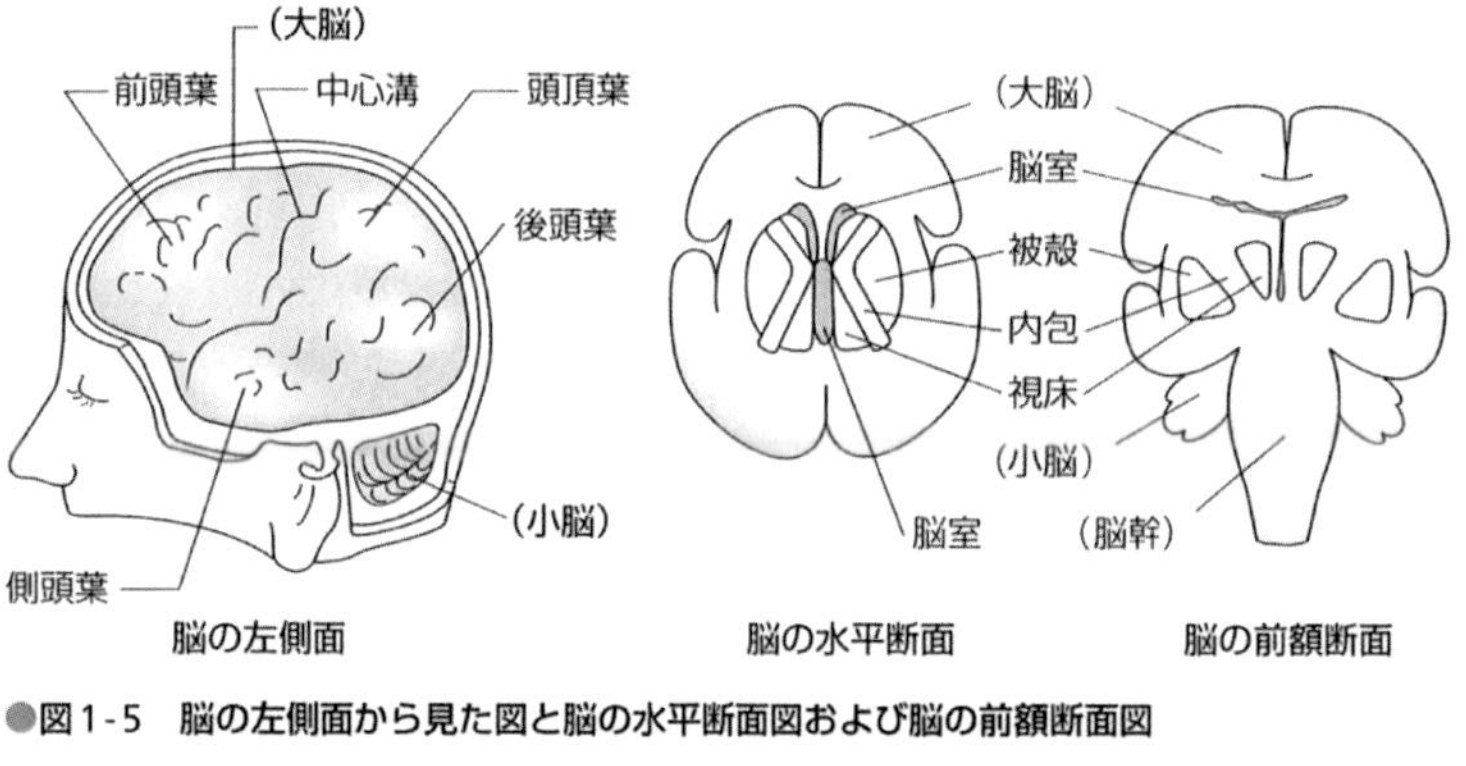

●図1-5　脳の左側面から見た図と脳の水平断面図および脳の前額断面図

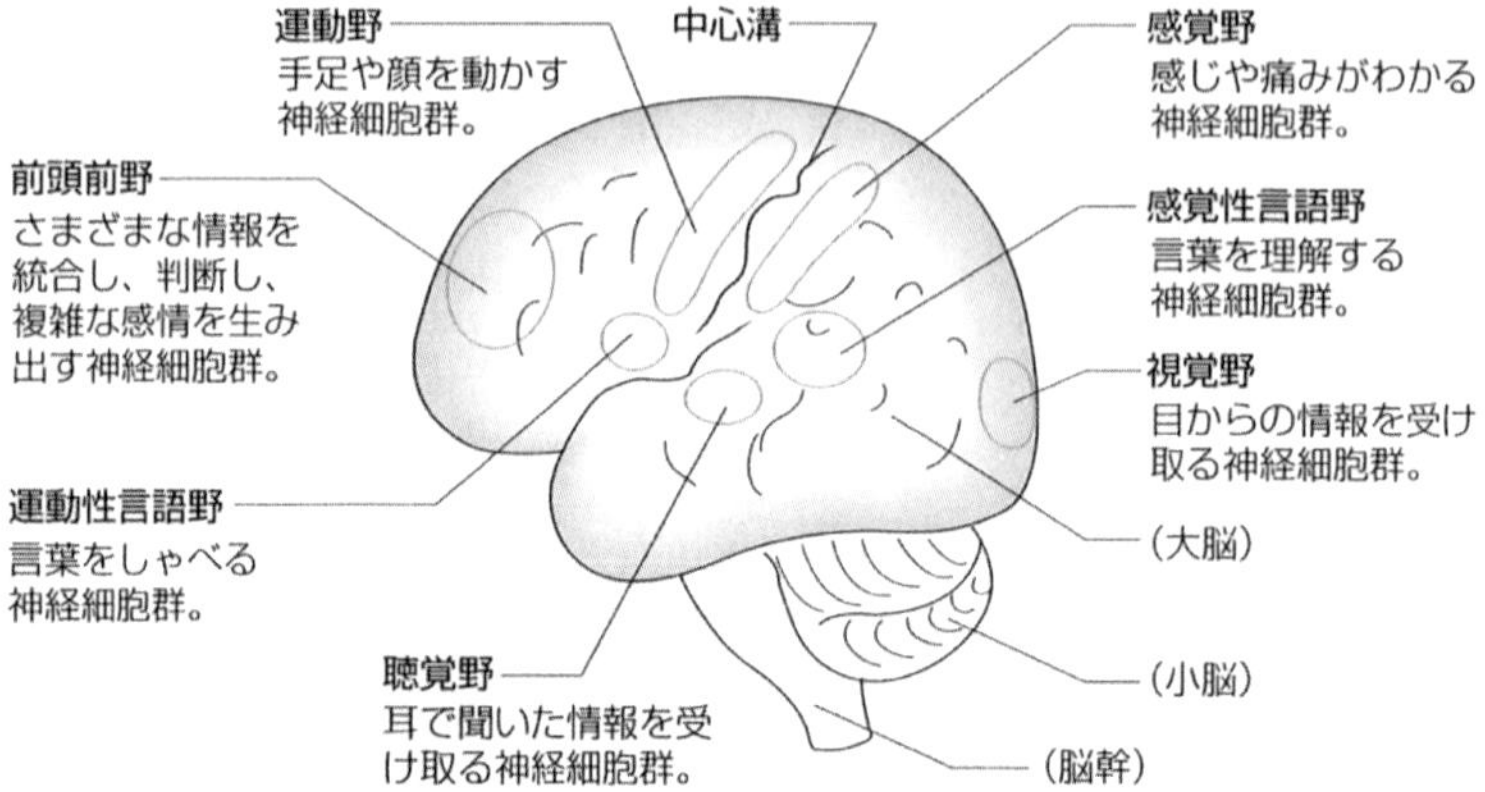

●図1-6　取り出した脳を左側から見た図，脳の機能部位を示している

脳は機能を分担している

脳はほかの臓器と異なり、各部分が違う働きをしています。

大脳の表面には、いろいろな機能をもつ神経細胞が島状に集まっていて、手足や顔、舌などを動かす神経細胞群（前頭葉の後部にある運動野《うんどうや》）、感じや痛みがわかる神経細胞群（頭頂葉の前部にある感覚野）、言葉をしゃべる神経細胞群（運動性言語野）、言葉を理解する神経細胞群（感覚性言語野）、目で見た情報を受け取る神経細胞群（視覚野）などがあります（図1―6）。これらの島状の部分を取り巻き、間を埋めるように連合野が広がっていて、前頭葉、頭頂葉、側頭葉、後頭葉のそれぞれにあります。これらの領域はお互いに密なネットワーク（神経線維網）を構成していて、記憶や判断、創造、複雑な感覚など、高度の機能をコントロールしています。

手足や顔を動かす運動野の神経細胞から出た神経線維（この線維の束を錐体路《すいたいろ》といいます）は、途中、脳幹を通るときに左の線維が右へ、右の線維が左へと交差し、脊髄の神経細胞にいきます。ここからの神経線維が手足の筋肉にいき、手足を動かすことができるのです。

一方、触った感じや痛みなどの感覚は、手足から同じようなコースを逆にたどり、脊髄を通り脳（感覚野）に伝えられてこれらの感じがわかります。

言語に関係した神経細胞群がある大脳半球が普通「優位半球」といわれています。右利きの人の九七％、左利きの人の七〇％で左側大脳半球が優位半球となっています。言葉をしゃべることに関係した言語野（運動性言語野）は左側の前頭葉の後下方にあります。ここは舌や唇など顔面の運動野のすぐ近くに位置しています。一方、言葉を理解する神経細胞群である言語野（感覚性言語野）は、同じ左側頭葉から頭頂葉の比較的広い範囲に分布しています。同様に、目で見た情報を受け取る神経細胞群が後頭葉の内側に分布しています。

物を見る場合、眼の網膜からの刺激は視神経を通って大脳の視覚野にいきますが、網膜から出た視神経は眼球のすぐ後ろでいったん交叉し、視神経の半分（網膜の内側半分からきた神経線維）が反対側にいき、残りの半分（網膜の外側半分からきた神経線維）が同じ側にいきます。すなわち網膜の外側からきた神経線維は同じ側の後頭葉にいき、内側からきた神経は反対側の後頭葉にいきます。このような構造をしているので、障害部位によりいろいろなタイプの視野の障害が出るのです。

小脳は大脳の下で、脳幹の背側にあります。大脳、脳幹、脊髄と連携していて、動作や運動時にバランスをとったり、繊細な動きができるように働き、動きや運動の記憶もしています。脳幹は意識をつくり出したり、呼吸や、血圧など命に直結した働きをしています。

また、眼球の動きに関係した神経細胞や、舌やのどや飲み込み（嚥下《えんげ》）に関係した神経細胞が集まった神経核があります。顔の動きや感覚の神経もここを出入りしています。

脳の血管や血流の仕組み

脳には、首の両側で拍動をふれる頸動脈系と、もっと深くで背骨の両側に沿って頭に向かっている椎骨動脈系という二つの系統から血流がきています（図1―7）。頸動脈は首の高さで、脳にいく内頸動脈と顔にいく外頸動脈に分かれます。内頸動脈は頭蓋骨の中に入り、前大脳動脈と中大脳動脈に

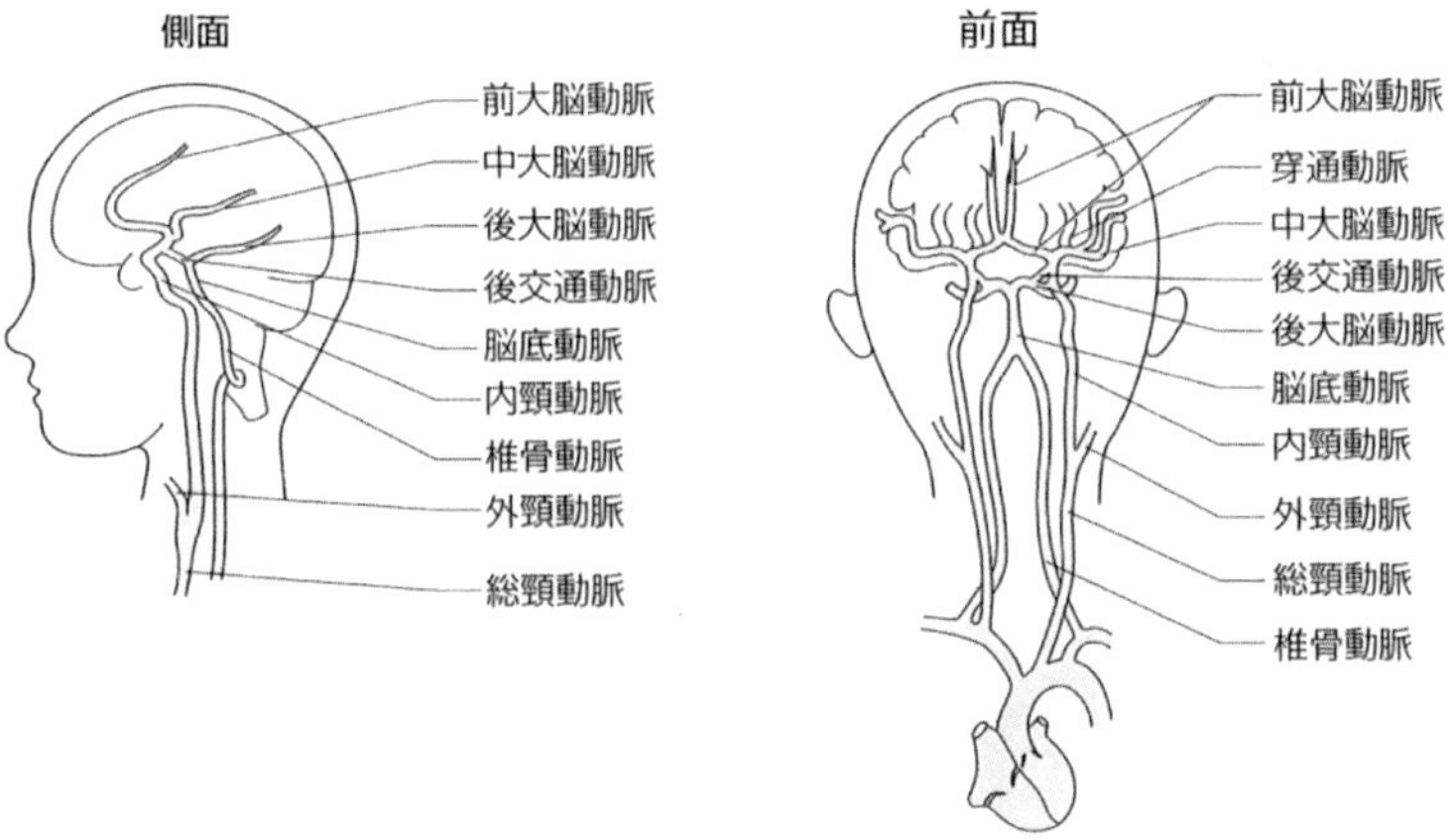
側面
前大脳動脈
中大脳動脈
後大脳動脈
後交通動脈
脳底動脈
内頸動脈
椎骨動脈
外頸動脈
総頸動脈
前面
前大脳動脈
穿通動脈
中大脳動脈
後交通動脈
後大脳動脈
脳底動脈
内頸動脈
外頸動脈
総頸動脈
椎骨動脈

●図1-7　脳にいく２つの血管系（頸動脈系と椎骨動脈系）の構造

分かれます。前大脳動脈は主に大脳の前頭葉にいき、中大脳動脈は主に前頭葉の外側、側頭葉、頭頂葉にいきます。

左右の椎骨動脈は合流して脳底動脈になり、さらに左右の後大脳動脈に分かれます。後大脳動脈は後頭葉、頭頂葉にいきます。椎骨動脈、脳底動脈からの枝が脳幹と小脳にいっています。

内頸動脈と後大脳動脈の間は連絡しており（後交通動脈）、両側の前大脳動脈もお互いに連絡しています（前交通動脈）。

脳の表面の太い血管は、しだいに分岐して細くなり、脳の中に入っていきます。太い動脈から直接細い枝が出て脳に刺さるように入っていく血管があり、穿通動脈《せんつうどうみゃく》といいます。脳出血の多くは、この穿通動脈からの出血です。

脳の血管には、ほかの血管には見られない「血液脳関門」

という特別な構造があり、必要なもの以外は通さないようにできています。この関門は、脳卒中や脳腫瘍《のうしゅよう》、脳の外傷などのときに壊れてしまい、血液の液体成分が漏れ出し、脳が腫《は》れ上がってしまいます。これが「脳浮腫《のうふしゅ》」です。

脳を包んでいる髄膜（硬膜、くも膜、軟膜）

脳は外側から硬膜、くも膜、軟膜という三層の膜（三つをまとめて髄膜《ずいまく》といいます）で包まれています（図1―4）。

軟膜は脳の表面に接した薄い膜で、その外側のくも膜との間にはくも膜下腔という空間があります。この腔を水のような無色透明な脳脊髄液（髄液）が満たし、かつくも膜下腔を循環しています。そしてここには太い脳動脈があり、分岐しながら細くなって脳の中へ入っていきます。くも膜下出血はこの腔に起きた出血のことです。

くも膜の外側に接して厚くて非常に強い硬膜が包んでいます。この硬膜とくも膜の間に血液がたまったものが硬膜下血腫という病気です。硬膜は頭蓋骨の裏打ちをするように付着しています。

脳は脳脊髄液（髄液）に浸っている

脳の中央に脳と同じような形をした空間があり脳室と呼ばれます。この脳室の中で水のような無色透明な脳脊髄液（髄液）がつくられます。脳室は頭の後ろのほうで脳表面のくも膜下腔とつながっていますので、髄液は、脳室から出て、くも膜下腔にいき、脳および脊髄を覆うようにくも膜下腔を流れたあと、血管の中へ吸収されていきます。

脳全体が髄液のなかに浸っており、浮力のため大分軽くなった状態でいるため外力から保護されていますし、代謝産物を処理したりして、脳が恒常的な環境におかれるために大切な役割をしています。

脳の機能障害

脳に血液が流れなくなったり、出血で直接障害されたり、血の塊で圧迫されたりしても、さらに脳が脳浮腫のためむくんできた場合にも脳は障害されます。脳内の圧が高くなってくれば、ますます脳の障害は進みます。そして、脳が行っていた機能ができなくなり、いろいろな症状が出てきます。

脳の機能障害による症状と原因

●意識がなくなったり、低下する

意識があるからいろいろな脳の働きができるので、意識があるということはとても重要なことです。意識障害があるということは、「意識の中枢」である脳幹の障害か、大脳が広範囲に障害されていることを意味します。意識のレベルは、体（命）が危険な状態に向かっているかどうかを示すよい指標になるので、診察の際には真っ先に診ます。

●手足や顔にマヒが出る

大脳のほぼ中央に帯状をなして、顔、手、足を動かす神経細胞からなる運動野があります（図1—6）。ここからの神経線維が束になって大脳の中央にある被殻《ひかく》（大脳基底核《だいのうきていかく》の一部）に接して脳幹に向かいます。この部分を内包《ないほう》といいます（図1—5）。脳幹で、この神経線維の左側と右側とが交差した後、一部は顔に、ほかは脊髄にいき、そこからさらに手足の筋肉につながっていきますので、このどこかで傷害されると運動マヒが生じて動かなくなります。左の脳に出血や梗塞が起きると右の手足がマヒするのは、このように神経の伝達経路が交叉しているためです。

被殻（大脳基底核の一部）は脳出血が起こりやすい部位（好発部位）であり、脳出血のときには多くの場合、内包が傷害されて、脳とは反対側の上下肢（手足）のマヒ（片マヒ）が生じます。大脳皮質が障害されると、同様に反対側の片マヒが出ますが、障害の範囲によって、片側の手だけとか、足だけといった部分的なマヒが生じます。

●手足や顔の感じがわからなくなったり、しびれたりする

大脳皮質の中央に顔、手や足の感覚がわかる神経細胞が順序よく帯状に並んでいます（図1―6）。ここには顔や、手足の皮膚からの神経線維がきていて感じがわかるのです。大脳あるいはここまでの神経線維の走行中のどこかが傷害されると、この神経が関係している範囲の感覚がなくなり、触っていること（触覚）や温度（温度覚）、痛み（痛覚）がわからなくなります。この神経線維が手足から脳に向かう途中、脳幹を通るときに左右が交叉しているので、脳とは左右反対側の顔、手、足の感覚障害が出ます。

大脳の障害の範囲によって、片側の手だけとか、足だけといった部分的な感覚マヒとなったり、上肢と下肢の両方に感覚マヒが生じます。特殊な状況以外では片側のみの症状となります。

●言葉がわからなくなったり、しゃべられなくなる

言葉がしゃべられなくなるのは二つの場合があります。一つは、言葉をしゃべるのに必要な、舌や

(ラ行の言葉など)、唇や(パ行の言葉など)、のど(ガ行の言葉)などがマヒで動かなくなって、しゃべられない場合(これを構音障害といいます)と、もう一つは、舌や口は問題ないのに、どうしゃべったらよいのかわからなくなる失語症とがあります。

構音障害の場合は運動野の舌、口、のどに関係する領域の障害ですが、失語の場合は左の大脳半球にある、言葉をしゃべる言語野(運動性言語野)や、言葉を聞いてわかる言語野(感覚性言語野)が障害されると(図1―6)、会話の内容は浮かんでいても、どうしゃべっていいかわからない「運動性失語症」となったり、話を聞いてもその意味がわからない「感覚性失語症」となります。運動性と感覚性の両方の失語が重なると全失語といいます。

●見える範囲(視野)が狭くなる

脳卒中で見える範囲が急に狭くなってしまうことがあり、両目の視野の同じ側半分が見えなくなるのを「同名半盲《どうめいはんもう》」といいます。大脳の右後頭葉が障害されると両目の視野の左半分が見えなくなり、左後頭葉の場合は右半分が見えなくなります。もっとも多い原因は、片方の後大脳動脈が詰まって同じ側の後頭葉に脳梗塞ができる場合です。脳腫瘍や脳出血でも後頭葉が障害されると同じように同名半盲が生じます。

両目の視野の右側半分の像は網膜の左側に映ります。網膜の左側に映った像を伝える神経は、目の奥で両目からきたものが一緒になり、左側の大脳の中を後方に走っていき、左の後頭葉にある視覚野にいきます。この視覚野が障害されると、両目の視野の右側のものが見えなくなり、右視野の同名半盲となります。反対側の右の後頭葉の障害の場合は左視野の同名半盲となります。

●物がダブって見える（複視）

急に物がダブって見える（複視《ふくし》といいます）ことがありますが、くも膜下出血のもとになる脳動脈瘤が破裂する〝前触れ〟となっていることがあるので重要です。脳動脈瘤が破裂する前に、その脳動脈瘤によって複視が出ることがまれにあります。脳にいく頸動脈（内頸動脈）が、頭蓋骨の中に入って間もなくのところで分枝を出す場所は、脳動脈瘤ができやすい場所です。ここに脳動脈瘤があると、コブ（脳動脈瘤）の、大きさが増大したり、コブの方向によっては、すぐ近くにある眼球を動かす動眼神経を圧迫します。動眼神経がマヒすると、物がダブって見えるようになります。このとき脳動脈瘤を疑って検査して脳動脈瘤が見つかると、破裂する前に治療することができます。

脳幹には、動眼神経を含め、眼球を動かす神経の細胞が集まっている神経核が多数あり、脳幹に出血や梗塞が起こると物がダブって見えたり、異常な目の動きが生じます。

●頭痛が起こる

脳は神経細胞の塊のようなものですが、脳自身には痛みを感じる神経はありません。しかし、脳を覆っている膜（くも膜や硬膜）や脳表面の太い血管（動脈と静脈）には痛みを感じる知覚神経が多数あります。だから、脳の表面に出血した血液（くも膜下出血など）や髄膜炎などの炎症があると、刺激されて強い頭痛を感じるのです。脳出血のような血の塊《かたまり》（血腫）や腫れ上がった脳で、脳表面の膜や血管が伸ばされたり、圧迫されて刺激される場合も強い頭痛を感じます。

脳卒中のときの頭痛と区別しなければならない頻度の多い頭痛に、緊張型頭痛と片頭痛があります。片頭痛では、脳の血管が強く拍動しながら拡張することによる痛みであり、緊張型頭痛の場合は、肩やうなじや首の筋肉のこりによる循環障害で生じます（詳しくは第6章参照）。頻度が非常に多く、脳卒中を心配してこられる患者さんが多数います。

●吐き気が強かったり、嘔吐する

嘔吐の中枢は脳幹にあります。ここは、平衡感覚（バランス感覚）に関係する小脳とも密に関係しています。脳幹や小脳の血流が障害された脳梗塞や、脳出血、くも膜下出血のときも強く刺激されて、吐き気、嘔吐が生じます。

脳幹部とは離れたところの出血や、脳梗塞あるいは脳腫瘍などがあっても、脳が腫れて脳全体の圧が高まってくると、脳幹部の血流も障害され、吐き気や嘔吐が生じます。

●めまい

めまいはバランスをとっている平衡感覚が障害されたときに生じます。平衡感覚には脳幹、小脳、耳の奥の内耳（前庭）、視覚などが密接に関係し合っています。この領域は、主に椎骨動脈および脳底動脈から血流をうけていますので、この領域の血流障害や脳梗塞が起こると強いめまいが生じます。そしてしばしば吐き気や嘔吐を伴います。梗塞でなく、出血などの原因で障害されても生じます。

めまいを感じ、脳卒中など大変な病気を心配して受診される患者さんが多数います。めまいを訴える場合に、ふわふわしたり、ゆらゆらしたりするめまい（動揺性めまい、浮動感）と、ぐるぐる回ってしまうめまい（回転性めまい）があります。回転性めまいは、頭の位置によって変化しやすく、耳の疾患でよく生じます。動揺性めまいや浮動性めまいは小脳や大脳の血流障害、脳幹部の血流障害、強い肩こりなどでも生じます。

●食べ物を飲み込みにくく、むせる

食べ物を飲み込むのには、舌やのどなどのスムースな動きと脳幹にある嚥下中枢《えんげちゅうすう》の働きが大事です。

これらの動きがスムースにできるためには、嚥下中枢や舌、のど、唇などを動かす神経核がある脳幹や小脳の働きが大事です。これらの場所には、椎骨動脈および脳底動脈から血流がきており、この領域の脳梗塞や出血などが起きたときに嚥下障害が生じます。また、脳の出血や脳梗塞で脳が腫れて、脳全体の圧が高まったときにも起こりやすくなります。

2章　脳梗塞の原因・症状・検査・治療

脳梗塞は脳の血管が動脈硬化で細くなって詰まったり（脳血栓）、心臓や首の頸動脈の壁から血の塊（血栓）が流れてきて詰まったり（脳塞栓）して、血が流れなくなり一過性に症状を出すものもあります。脳梗塞になったときも、部分的には血流を再開させれば回復させることができ、一刻を争って治療する場合もあります。発作後すぐから脳梗塞の診断ができ、何が起こったかもわかるようになりました。脳梗塞には、いろいろな種類があり、状態も変化していきますので、脳で起きていることの理解と対処の仕方で予後が大きく左右されます。脳梗塞は急性期を乗り越えた後も、併存する危険因子の改善や、病気の進行、再発を防ぐために薬や手術も必要になることがあります。

脳梗塞とはどんな病気？

脳の血管（動脈）の壁が動脈硬化で厚くなって、血管の内腔《ないくう》が細くなり、さらにそこに血液の塊（血栓《けっせん》）が付着したりして、血管が詰まって血流が途絶えてしまうと、脳に血がいかなくなり、その領域の脳細胞が機能できなくなり、死滅（壊死《えし》）してしまいます。こうして、血流が途絶えて死んでしまった脳組織のことを「脳梗塞」といいます。一般的には、死んでいない神経細胞が多数残っていても機能ができなくなっていて、ＣＴ検査やＭＲＩ検査で変化が認められる脳も脳梗塞と呼んでいます。

脳梗塞は脳血管が詰まる病気

脳細胞が活発に機能するためには、絶えず酸素とぶどう糖を血液で運んでもらわなければなりません。脳はこれらを自分では貯蔵しておくことができず、常に使う量を供給されないと、すぐ機能できなくなり死に向かいます。

脳の重量は体重のわずか二％にしか過ぎないのに、脳が受け取る血液の量は、心臓が送り出す血液の約二〇％にも達し、その血液量は一分間に約七〇〇mLです。脳がいかに多くの血液を必要としてい

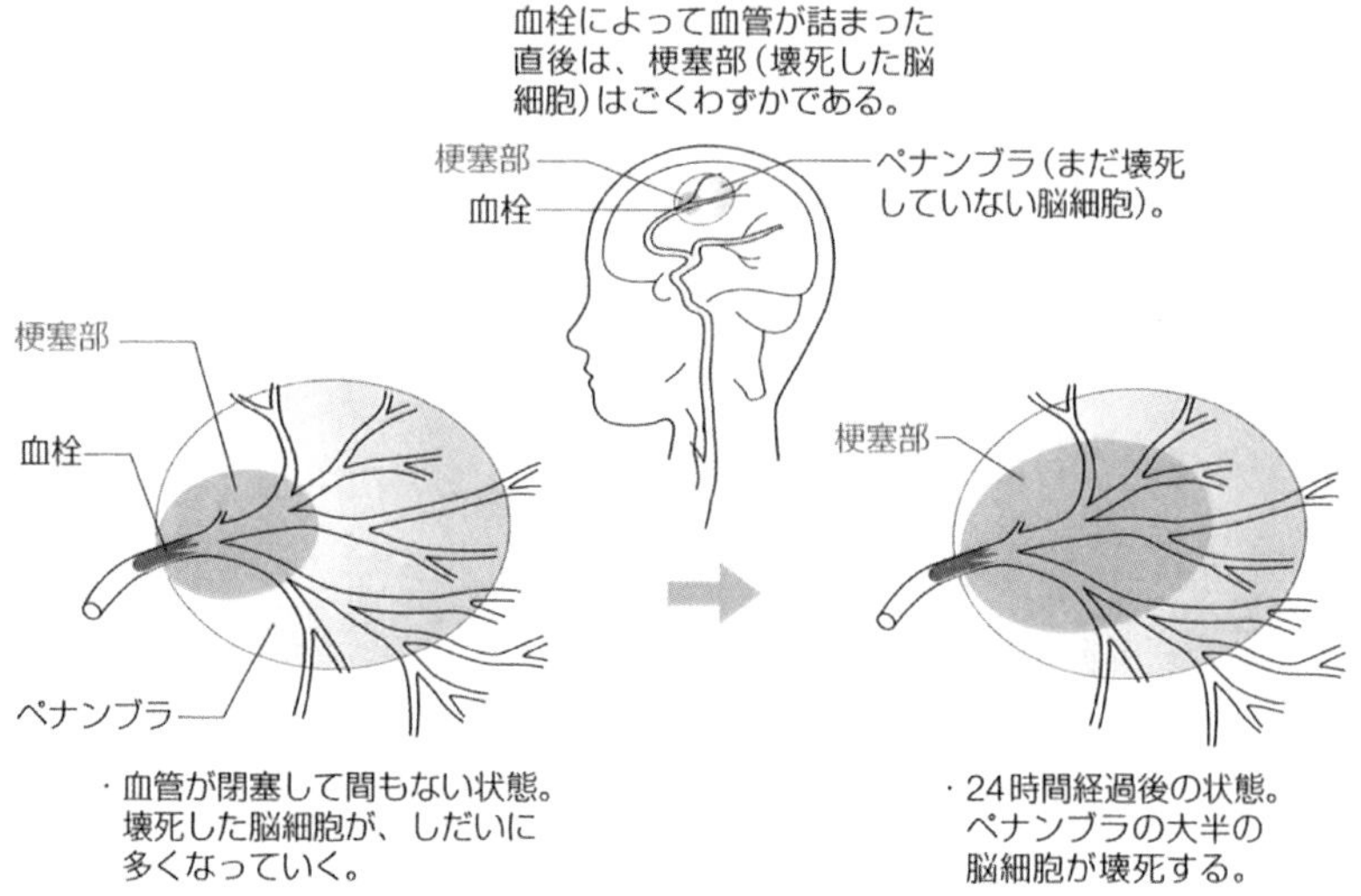
血栓によって血管が詰まった直後は、梗塞部（壊死した脳細胞）はごくわずかである。
梗塞部
血栓
ペナンブラ（まだ壊死していない脳細胞）。
梗塞部
血栓
ペナンブラ
・血管が閉塞して間もない状態。壊死した脳細胞が、しだいに多くなっていく。
梗塞部
・24時間経過後の状態。ペナンブラの大半の脳細胞が壊死する。

●図2-1　ペナンブラと脳梗塞の進行

るかがわかります。

そのため、血管の閉塞などによって脳への血流が正常の四〇％以下になると、脳の機能が低下してマヒを起こし、二〇％以下になると短時間で脳細胞は死んでしまいます。

脳の血管が詰まると、その領域の中心部では血流が極端に少なくなり、脳細胞は死んでしまい脳梗塞になります。

しかし、障害周辺部の脳細胞は血流が途絶えても周囲から血流が来るため、一気に死滅してしまうわけではありません。つまり、しばらくの間は、「機能できないけれども死なずに頑張っている部分」があります。このような状態を「ペナンブラ」といいます（図２―１）。

ペナンブラは、三〜六時間以内に血流が改善されれば回復する可能性があります。血流の改善ができないと、この領域の脳細胞も死んでしまいます。

脳梗塞の治療をして回復が期待できるのは、このペナンブラの領域であり、ここが死んでしまわない間に急いで血流を改善させる必要があります。

脳動脈には頸動脈系と椎骨動脈系という二つの系統があります（第1章の図1—7）。この二系統の脳動脈の中でもっとも循環障害を起こしやすいのは中大脳動脈です。ここに障害が生じると、反対側の顔面、上下肢のマヒが起こりますし、左側で起きた場合は失語症も生じます。

そのほか内頸動脈、後大脳動脈、椎骨《ついこつ》動脈、脳底動脈などいろいろな血管で閉塞や狭窄が生じると循環障害が生じ、その領域の症状が出現します。

●脳梗塞は血圧変動時に多いが睡眠中にも発症する

脳梗塞は脳卒中の中でもっとも多く、約七五％を占めています。脳梗塞は血圧がもっとも変動し、高くなる朝方に多く、夜間睡眠中は血圧が最も下がる傾向があり、脱水にもなりやすく、夜間から起床時にも脳梗塞が発症しやすくなります。また、入浴時にも血圧の変動および脱水が生じやすいので熱い温度での長湯は避けましょう。便秘時に力むと血圧が上昇しやすくなるので注意が必要です。脳梗塞の中でも、心原性脳塞栓症は日中の活動時に起こりやすい傾向があります。

●脳梗塞の危険因子

脳梗塞はほとんどが脳動脈硬化性変化によるものですが、食生活の偏り、肥満、高齢化、生活上のストレスなどにより増加し続けています。

脳梗塞を起こしやすくする危険因子として重要なのは、高血圧、糖尿病、不整脈（心房細動）、喫煙、脂質異常症などです。さらに、脱水もしばしば脳梗塞を誘発することがあり、高齢者ではとくに注意が必要です。

脳梗塞の種類と症状

脳梗塞の三つのタイプ

脳梗塞は、動脈が詰まった原因や、詰まった動脈の太さと位置によって、初発症状の現れ方、その後の経過、特徴なども異なり、治療法も異なることから次の三つのタイプに分けています（図2―2）。

①　脳の太い血管が動脈硬化で詰まった――「アテローム血栓性脳梗塞」

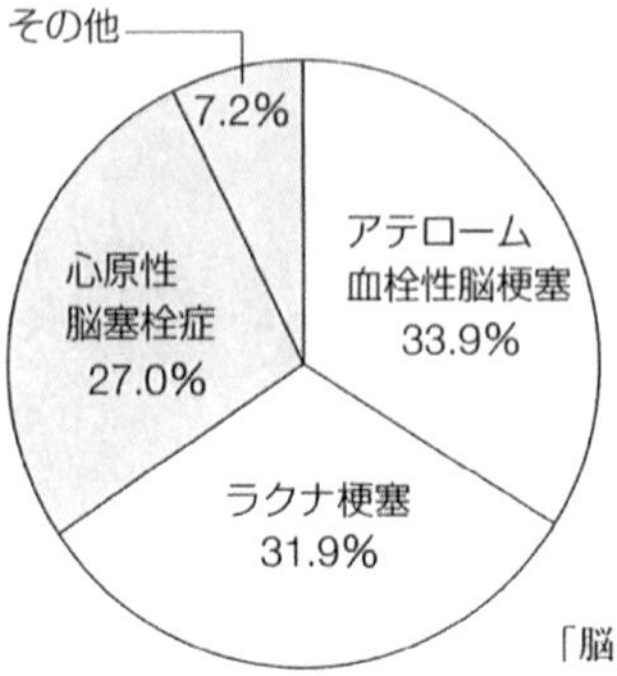
その他
7.2%
アテローム
血栓性脳梗塞
33.9%
心原性
脳塞栓症
27.0%
ラクナ梗塞
31.9%
「脳卒中データバンク2009」より

●図2-2　脳梗塞の3タイプの起こる割合

②　脳の中の細い血管が詰まった――「ラクナ梗塞」

③　心臓から小さな血の塊が飛んで脳の血管に詰まった――「心原性脳塞栓症」

わが国での各タイプの頻度は、以前は圧倒的にラクナ梗塞が多かったのですが、食事や生活習慣の欧米化が関係してか、現在では、アテローム血栓性脳梗塞が増えて、ラクナ梗塞より多くなっています。心原性脳塞栓症は二つのタイプのものよりやや少なくなっていますが高齢者では心原性脳塞栓症が最も多くなっています。

アテローム血栓性脳梗塞の原因と症状

●太い血管の動脈硬化が原因

アテローム血栓性脳梗塞の原因は内頸動脈や中大脳動脈などの脳の太い血管に生じる典型的な動脈硬化です（図2―3、4）。

動脈硬化の一つであるアテローム硬化とは、血液中の余分なコレステロールなどが、血管壁に粥状《かゆ》の塊となってたまった状態のことです。

高血圧で血圧が高いほど、そして血管が細くなるほど動脈の壁にかかる圧力は高くなります。そして、強い圧力によってアテロームを覆う膜が破れると、補修をするために、そこに血小板が集まり、血栓をつくります。そうでなくとも、狭くなっていた動脈の壁に血栓ができることで一気に血液が流れにくくなり、血管を詰まらせてしまいます（図２―３）。

首の頸動脈の動脈硬化性変化が強く、狭くなったり、血管の壁が不規則になると血流が乱れて血栓ができやすくなります。この血栓がその先の脳の血管に流れ込んだり、変化した血管の壁の一部がはがれて脳の血管に詰まったりして、脳梗塞を起こします。また、血圧が下がったり、脱水症状などで血液の粘り気が増して、脳への血液が流れにくくなって起きる場合もあります。

動脈硬化は加齢とともに進んできますが、高血圧、脂質異常症、糖尿病などの生活習慣病といわれる状態や、喫煙、肥満なども動脈硬化を促進する重要な要因になります。

また、発作を起こす前に一過性に麻痺症状などがでる、一過性脳虚血発作（ＴＩＡ）を起こすこともあります（第１章の図１―３）。

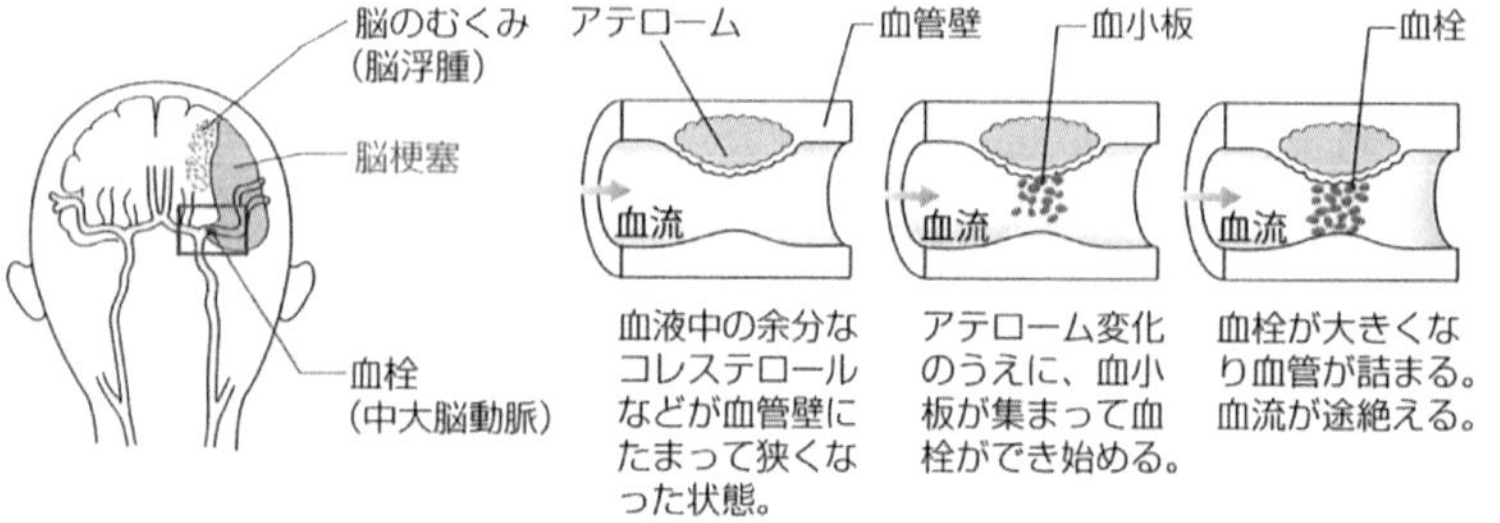
脳のむくみ
（脳浮腫）
脳梗塞
血栓
（中大脳動脈）
アテローム
血管壁
血小板
血栓
血流
血流
血流
血液中の余分なコレステロールなどが血管壁にたまって狭くなった状態。
アテローム変化のうえに、血小板が集まって血栓ができ始める。
血栓が大きくなり血管が詰まる。血流が途絶える。

●図2-3　アテローム血栓性脳梗塞の起こり方

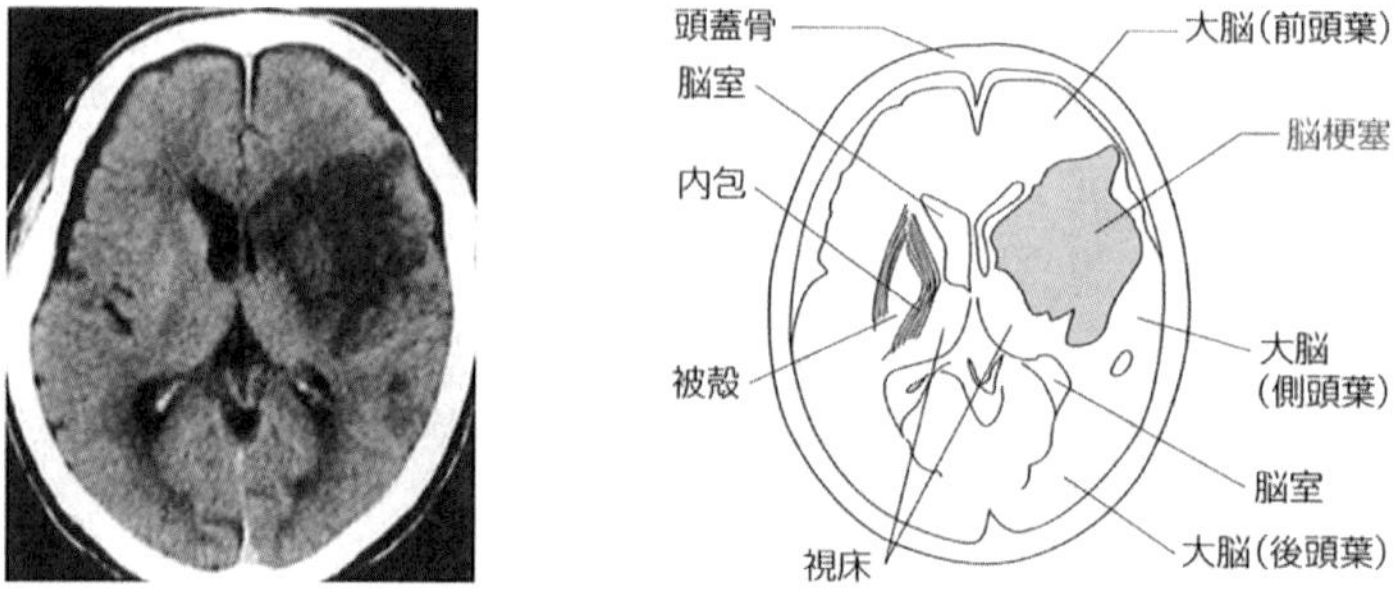
頭蓋骨
脳室
内包
被殻
視床
大脳（前頭葉）
脳梗塞
大脳
（側頭葉）
脳室
大脳（後頭葉）

●図2-4　脳CT検査（左前頭葉～側頭葉に脳梗塞が見られる）

●症状は詰まった部位によって異なる

前頭葉や側頭葉へいく中大脳動脈が詰まった場合は、反対側の上下肢（手足）や顔面の運動マヒ、感覚のマヒなどが現れ、とくに脳の左側で脳梗塞が起こると言葉がしゃべれなくなったり、聞いてもわからなくなる失語症となります。

椎骨《ついこつ》動脈が詰まると、めまい、吐き気、嘔吐、呂律《ろれつ》が回らなくなったり、食べ物が飲み込みにくくなったりします。

脳底動脈が詰まると、四肢《しし》（両手足）のマヒや意識障害が現れます。

アテローム血栓性脳梗塞がもっとも発症しやすいのは、血圧が変動しやすい朝方と睡眠中です。

ラクナ梗塞の原因と症状

●細い血管の動脈硬化が原因

ラクナとは、ラテン語で「小さい空洞」などを意味する言葉です。ラクナ梗塞は脳の中を走る細い血管（穿通動脈《せんつうどうみゃく》）が詰まって起きる小さな脳梗塞で、直径一・五㎝未満の梗塞のことです（図２―５、６）。この梗塞は、大脳の中央部にある被殻（大脳基底核の一部）や、大脳皮質の深部にある神経線維が束をなしている大脳白質の部分によく生じます。

主な原因は、高血圧による細い動脈の動脈硬化です。高血圧によって細い血管の壁に圧力がかかり、動脈硬化を起こして血管の内腔が狭くなり、血流が途絶えて梗塞が生じます。

ラクナ梗塞は症状が出やすい場所にできた場合は、片マヒや呂律が回らないなどの症状が出てラクナ梗塞と診断できますが、病巣が小さいため、七〇%ぐらいでは明らかな症状が現れず、気づかれずに経過してしまいます。この場合、検査を受けて画像で見つかると、「隠れ脳梗塞」とか「無症候性脳梗塞」と呼ばれます。

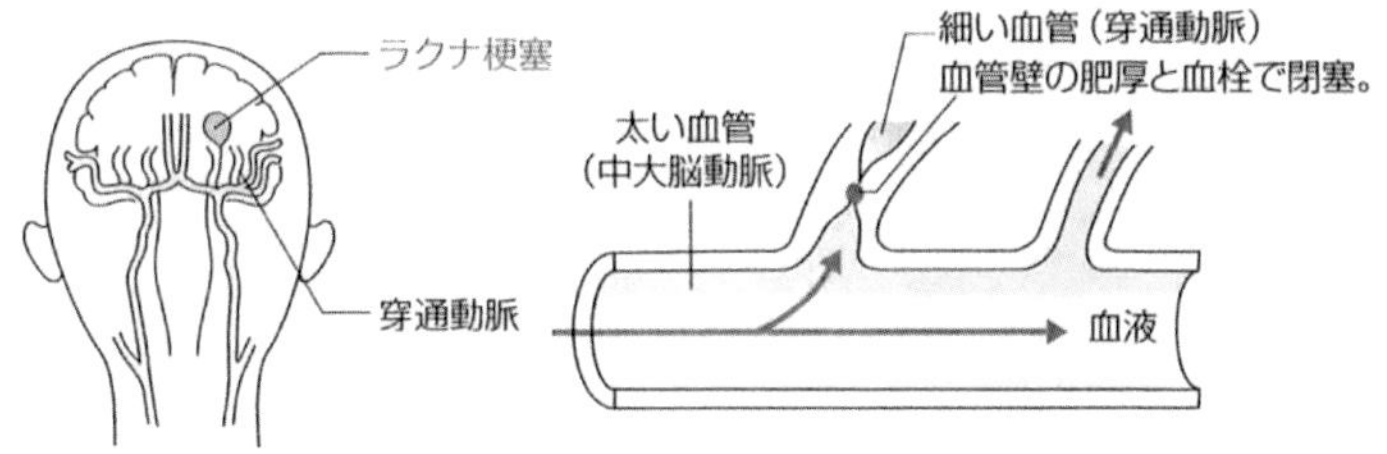

●図2-5　ラクナ梗塞の起こり方

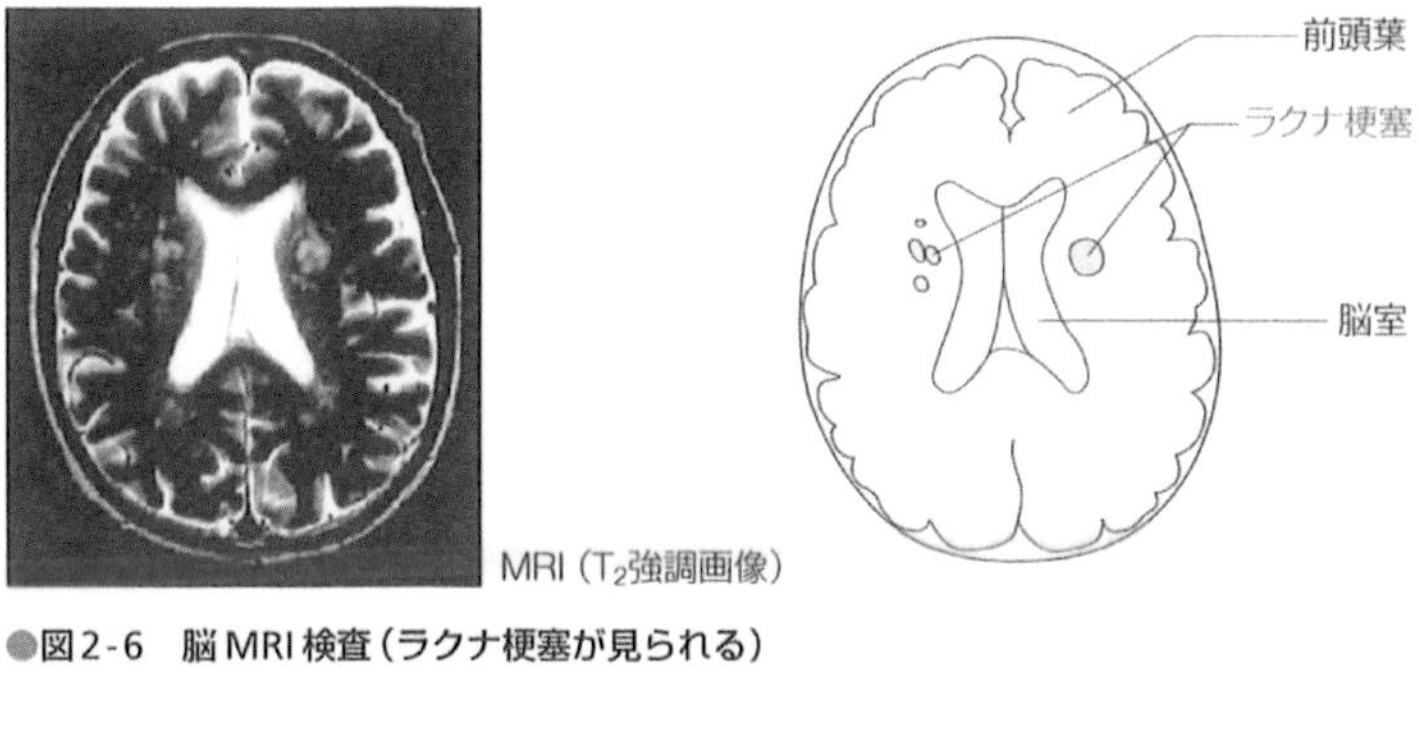

●図2-6　脳MRI検査（ラクナ梗塞が見られる）

●認知症の原因の一つ

認知症の代表的な疾患の一つに、「脳血管性認知症」があり、これは脳梗塞や脳出血などが広範囲に及んだり、発生する場所によって認知障害をきたしますが、ラクナ梗塞が原因になることがあります。明確な発作がないままにラクナ梗塞が脳内に多数発生し（多発性脳梗塞）、少しずつ症状が進行していき、記憶障害、判断力低下、などの認知機能障害が生じてくる脳血管性認知症です。

高血圧の管理が十分でなかった時代、わが国で圧倒的に多かった脳梗塞はラクナ梗塞でした。今ではラクナ梗塞はやや減少して、欧米と同様にアテローム血栓性脳梗塞が多くなっており、両者の差はほとんどなくなっています。

発症しやすい時間帯は、血圧が下がり、脱水になりやすい睡眠中や起床時です。血圧が変動し、活動が始まる午前中にも多く発生し、いつでも発症する可能性があります。たいていは段階的に症状が現れ、少しずつ進行していきます。

心原性脳塞栓症の原因と症状

●心臓にできた血栓が脳血管を詰まらせる

脳以外の場所でできた血栓が血流にのって脳に運ばれ、血管を詰まらせることがあります。このとき起こる脳梗塞を脳塞栓症といいます。多くの場合、心臓にできた血栓が発症の原因であり、これを「心原性脳塞栓症」といいます（図2―7）。急に詰まるので、症状がほかより突然に生じる特徴があります。もともと血液が流れていた範囲の脳の機能が障害されて症状が出ますので、詰まった血管の種類やその範囲によって症状は異なります。

心原性脳塞栓症の原因の多くは心臓の不整脈によるものです。

心臓は一定のリズムで心臓の筋肉を収縮・拡張させて血液を全身に送り出しています。この心臓の筋肉の運動が乱れると、リズムが不規則になります。この状態を「不整脈」といいます。その不整脈の一種である心房細動《しんぼうさいどう》が起きると血液をスムースに送り出せなくなり、血液が心房（心臓の一部）の内部でよどみ、血液が固まって血栓ができやすくなります。心臓でできた血栓は頸動脈などでできる血栓と違って、フィブリンという凝固《ぎょうこ》たんぱくで固められており、容易に溶けにくいという特徴があります。

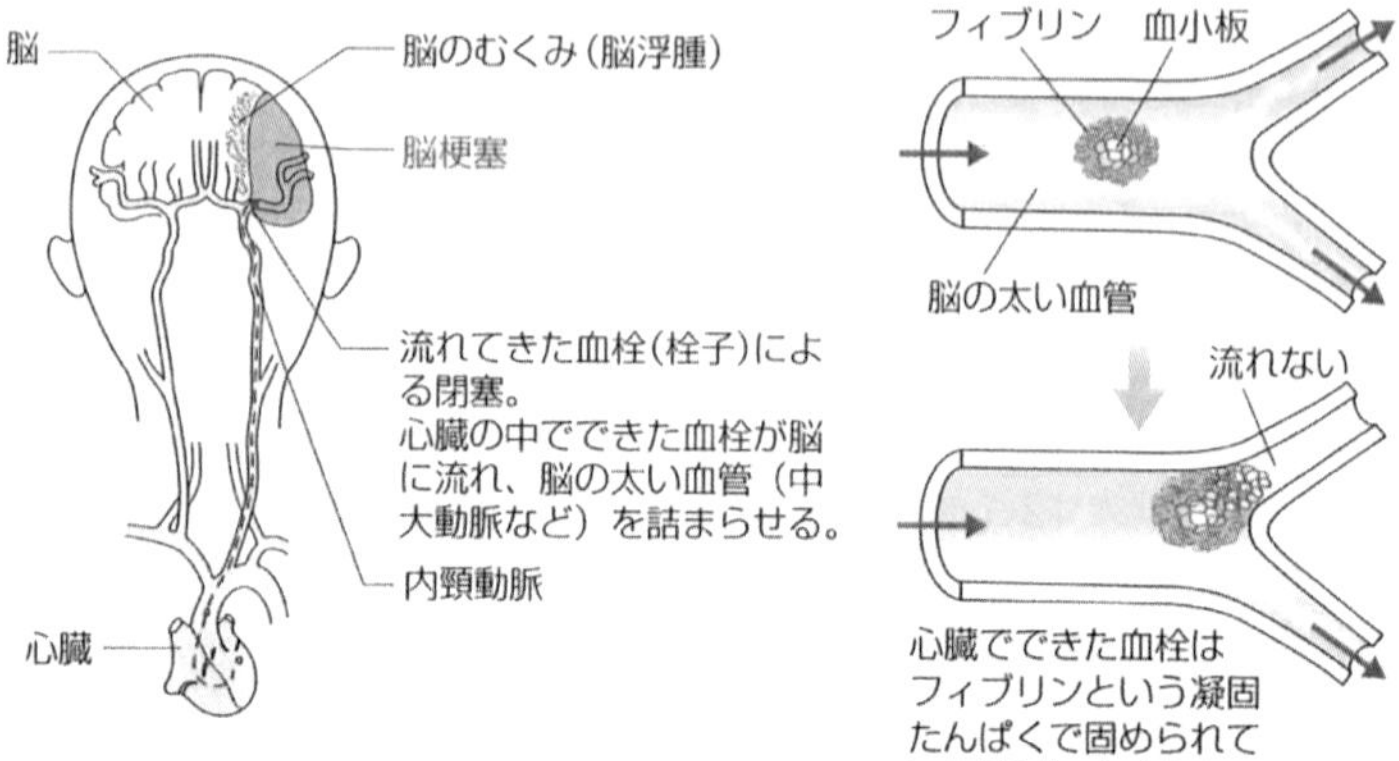
脳
脳のむくみ（脳浮腫）
脳梗塞
流れてきた血栓（栓子）による閉塞。
心臓の中でできた血栓が脳に流れ、脳の太い血管（中大動脈など）を詰まらせる。
内頸動脈
心臓
フィブリン
血小板
脳の太い血管
流れない
心臓でできた血栓はフィブリンという凝固たんぱくで固められていて溶けにくく大きい。
●図2-7　心原性脳塞栓症の起こり方

心房細動以外にも、心筋梗塞、心臓弁膜症など、心臓の病気があると、やはり血栓ができやすく、脳塞栓を起こすことがあります。

徐々に脳の血管壁が厚くなってきて詰まってしまうのと異なり、脳の外から流れてきて、異常がなかった脳に、突然血流が遮断されるので、太い動脈が詰まった場合は脳梗塞の範囲は広く、重症化しやすくなります。また一たん詰まり脳梗塞が生じた部分の血流が自然あるいは治療で再開すると出血してくる危険があります。

心原性脳塞栓症の特徴は、多くは、日中の活動時に突然起こることで、手足の運動マヒや感覚障害、意識障害などが一気に現れます。また、ほかのタイプの梗塞と異なり突発完成型といって、発症時にもっとも症状が重いのも特徴の一つです。

脳梗塞が疑われた場合の診断

脳梗塞なのかどうか、脳梗塞であればどの血管の血流障害かを明らかにします。脳梗塞の場合、発症四・五時間以内に治療（血栓溶解療法）ができると障害を少なくできる可能性があり、これが出来るか否かで、大きく変わってきますので、この可能性がある場合には急ぐ必要があり、診察と検査を必須の項目に絞って行い、治療の機会を失しないようにすることが大事です。

まず、「救命処置」とともに全身のチェックを行います。最初に行うのが意識レベル、体温、脈拍、呼吸数、血圧などバイタルサインといわれる事柄の確認です。必要に応じて呼吸のための気道確保、酸素投与などの救急処置も行います。

次に「問診」を行います。意識がはっきりしない場合は、家族や付き添ってきた人から症状や生活習慣の聞き取りを行います。これと並行して、全身の状態を調べるために一般内科的診察と神経学的診察、一般的検査などを行います。

●一般内科的診察

聴診によって心臓（拍動）と肺（呼吸音）に異常があるかどうか探ります。さらに首（頸部）の動脈を中心に聴診を行います。動脈硬化で血管の内腔が狭くなっていると、血液の流れる音に雑音が混じります。

●神経学的診察

神経学的診察によって、脳梗塞が起こった部位を特定したり、治療方針やリハビリテーション（リハビリ）の方向性を決めるときの参考にします。

まず、意識障害がある場合は障害の程度を評価します。意識が比較的はっきりしていて、体を動かせる場合は、歩いたり、片足で立ったり、会話を交わしたりして、運動機能や感覚機能、言語機能、反射などをチェックします。

●一般的検査

血液検査、尿検査、心電図、胸部X線撮影、心臓超音波検査、頸動脈超音波検査などを行います。この検査の目的は、呼吸器や循環器、消化器などの病気の有無を調べ、合併症対策に役立てます。

脳梗塞の診断にはＭＲＩ検査が有用

脳卒中が疑わしい場合は、頭部ＣＴ検査を行います。脳出血やくも膜下出血であれば、ＣＴ画像に出血部位が白く映し出され容易に確定診断ができます。しかし、脳梗塞の場合は、一般的に発症後一

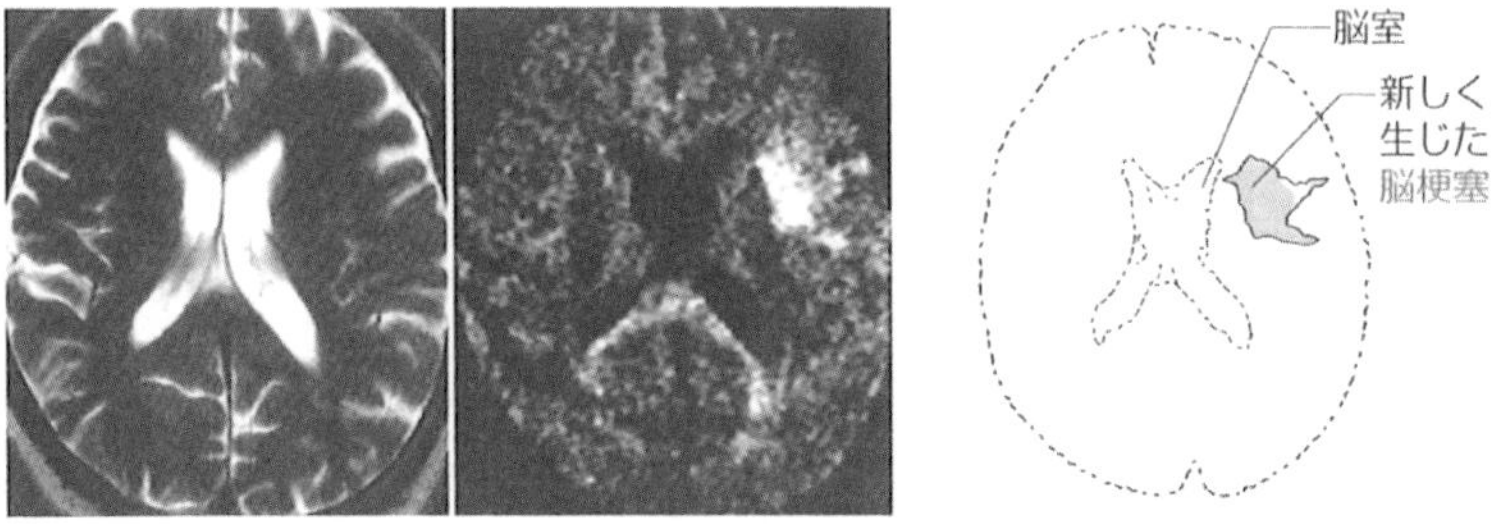

脳梗塞発症２時間後のMRI画像。T_2強調画像では見えないが拡散強調画像では新しく生じた脳梗塞がよく認められる。
●図2-8　MRI検査

二～二四時間たたないとＣＴ画像に明らかな異常が現れませんので、頭部ＭＲＩ検査が必要です。

脳梗塞の診断は頭部ＭＲＩ検査で詳しく診ることができます。脳梗塞が疑われる場合は、全身状態が許せば、最優先的に行います。脳梗塞ができている場所と範囲がよくわかります。脳梗塞の患者さんではしばしば、古い梗塞が複数できている場合が多いので、新しくできたものはどれかを見る必要があります。新しい梗塞を見るには、ＭＲＩ検査の「拡散強調画像（ＤＷＩ）」という条件で見ると容易にわかります（図２―８）。これは発作後でもすぐに見ることができます。さらに脳ではなくて脳の血管を見ることができるＭＲＡ検査を続けて行うと閉塞血管もわかります。ただし、体内に金属が入っていたりするとできなかったり画像が乱れてしまうので、事前のチェックが必要です（第５章参照）。

脳梗塞の治療

急性期の治療のポイント

脳梗塞を起こすと脳細胞は短時間のうちに死んでしまいますが、実際は周囲からの血流も少しは入ってくるため、血流が遮断された領域の脳細胞が一気に全部壊死してしまうわけではなく、壊死は血管の詰まった部分から始まり、しだいに周囲に広がっていきます。しばらくの間は、「機能は停止していても、まだ死にいたっていない脳細胞」があります。この状態を「ペナンブラ」といいます。血流をなるべく早く再開させて、このペナンブラの状態にある脳を早急に回復させ、被害を最小限にとどめることが急性期治療の大きなポイントです。

「超急性期」の治療法

医学的治療が中心となる急性期は、発症から六時間以内の「超急性期」と、その後、病状が落ち着くまでの「急性期」に分けられます。そして、それぞれの時期に即した適切な治療が行われていきます。

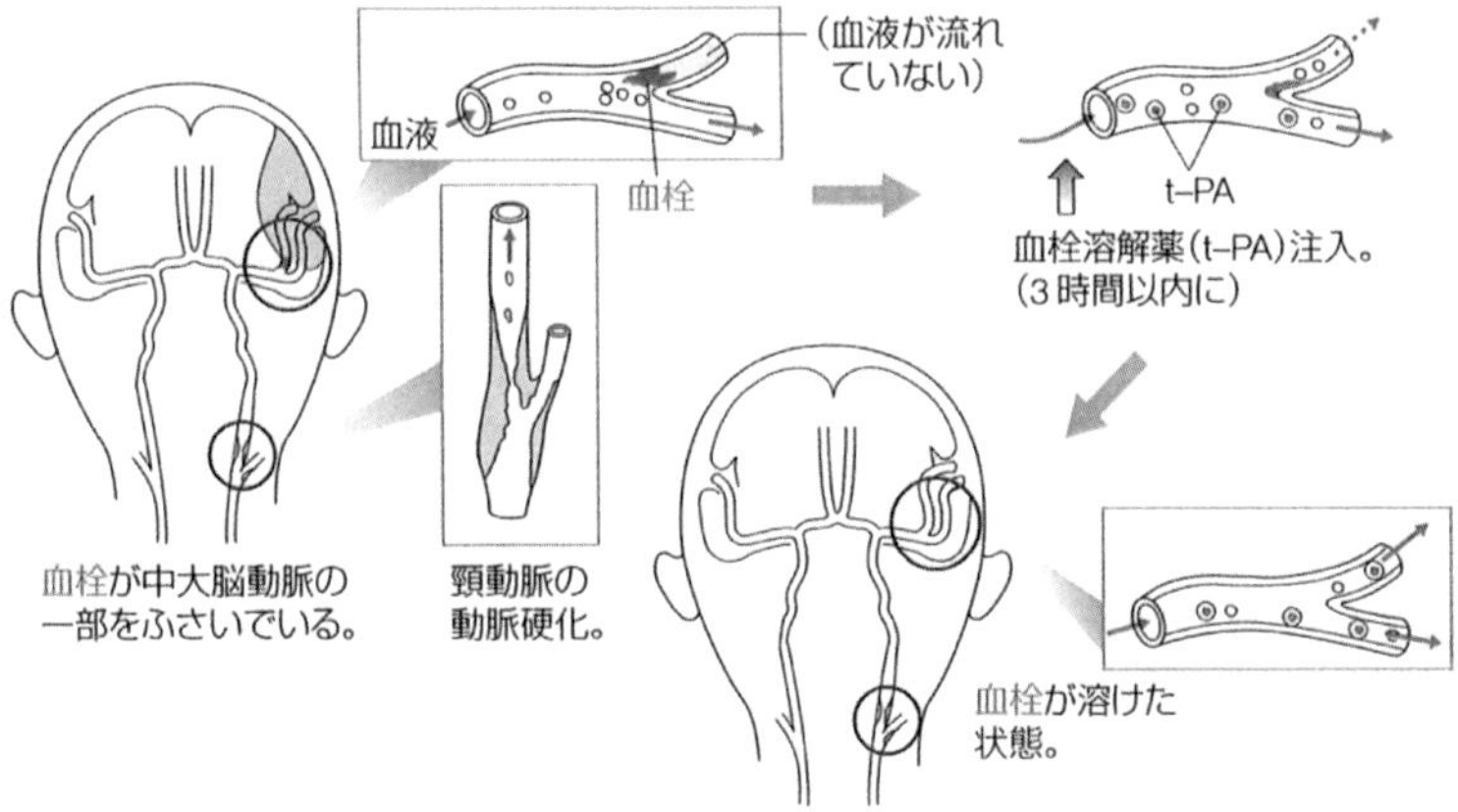
（血液が流れ
ていない）
血液
血栓
t–PA
血栓溶解薬（t–PA）注入。
（3時間以内に）
血栓が中大脳動脈の
一部をふさいでいる。
頸動脈の
動脈硬化。
血栓が溶けた
状態。

●図2-9　t–PAを用いた血栓溶解療法

●超急性期血栓溶解療法

超急性期の治療法として注目されているのが「血栓溶解療法」です（図2—9）。これは、血栓溶解薬（繊維素溶解酵素：t－PA）を用いて血管を詰まらせている血栓を溶かし、血流の再開を図る治療法です。脳梗塞が発症してから四・五時間以内にこの薬剤を静脈内投与できれば脳梗塞が劇的に良くなる可能性が在ります。しかし、合併症（出血）が出現することがあり、慎重に行われる必要があります。

すでに壊死してしまった組織の機能回復は望めませんが、この治療によってまだ死にいたっていないペナンブラな状態の脳細胞を救うことが可能になります。血栓溶解療法は、いくつかの条件（診断設備、医師の技術など）がそろっていれば高い効果が望めます。ただし、実施は発症からの時間に左右されます。治療時期を逸しないためには、すばやい受診が必要です。

●脳血栓回収療法（カテーテル療法）

脳梗塞の超急性期治療において急速に普及しつつある治療です。詰まっているのが太い血管で、薬では溶かすのが困難と判断された場合や、治療までの時間が遅れてしまいｔ－ＰＡの適応から外れてしまった重症脳梗塞でも原則六時間以内であれば治療が行える場合があります。足の付け根から血管にカテーテル（管）を入れて詰まっている部位まで行き、ステントと呼ばれる道具で詰まっている血栓を絡めとったり、太いカテーテルで血栓を直接吸引したりして早期に脳への血流を再開させる治療が主流となっています。

急性期の治療法

●抗浮腫療法

脳梗塞を起こして一～二日ぐらいたつと、梗塞を起こした部位の周辺に腫《は》れが生じてきます。これを「脳浮腫《のうふしゅ》」といいます。これは、脳の組織の中に余分な水分がたまってしまうために生じます。腫れがひどくなると、正常な脳細胞まで圧迫され、脳の受ける障害はさらに大きくなり、最悪の場合には脳ヘルニア（注１）を起こして、死にいたることもあります。

脳の浮腫を抑えるために行われるのが、「抗浮腫療法」です。グリセロールなどの薬剤を点滴投与し、脳内の余分な水分を血中に排出させます。グリセロールなどの薬物治療だけでは不十分な場合、外科的な治療を行うことがありますが、救命が目的であり、結果的には寝たきりになるケースが少なくありません。

●抗血小板療法、抗凝固療法

血栓をつくらせないようにするための治療には、抗血小板療法と抗凝固療法があります。どちらの療法も、すでにできてしまった血栓を直接溶かすことはできませんが、進行を防ぎ、病状の悪化や再発を防ぐことができます。発症から四八時間以内に行うことが必要です。抗血小板薬（アスピリン（服薬）、オザグレルナトリウム（注射）など）は血小板の働きを抑制して、血栓をつくりにくくします。抗凝固薬（アルガトロバンなど）は、血栓を溶けにくくさせるフィブリンの働きを抑制して溶けやすくします。

●脳保護療法

脳が虚血状態になると、脳細胞の障害を広げる原因のフリーラジカル（注２）という有害物質が発生します。フリーラジカルは、ペナンブラの状態にある脳細胞の障害を進め死滅させてしまいます。そこで、フリーラジカルの働きを抑制する作用のある薬剤（エダラボン）を点滴投与したりしますが、これは障害を最低限に食い止めようとする治療薬で、脳梗塞が発症してから二四時間以内に治療を開始します。

●急性期のリハビリテーション

脳梗塞の治療においては、医学的な治療だけでなく、リハビリテーションも発症から間をおかずに取りかかることが大事です。発作の当日か翌日から、その状態に合わせたリハビリテーションを開始します。詳しくは、第7章を参照してください。

（注1）血腫や脳浮腫によって頭蓋骨の内容物が増加すると、頭蓋内の圧が高くなって頭蓋内圧亢進を起こす。内圧の亢進がさらに進むと、圧迫された脳の一部が押し出される。これを「脳ヘルニア」と言い、脳幹が圧迫されて危険な状態になる。

（注2）フリーラジカルは遊離基とも言われ、ペアになっていない電子を持っているため不安定で非常に反応しやすくなった原子や分子で、周りの脳細胞を傷害し有害な過酸化脂質を作り、脳

梗塞を進めてしまう。

慢性期の治療と再発予防

脳梗塞の発作後、不安定な急性期の症状が固定しつつある約一か月以降の時期を「慢性期」といいます。この時期は、マヒや言語障害などの障害を改善させることと、今後再発しないようにすることが中心になります。出てしまった障害を改善させるためには、リハビリテーションが中心になります。

悪化や再発を予防するには、動脈硬化を進めてしまう危険因子を改善させたり、生活習慣病の改善が重要で、リハビリテーションを併行して行っていきます。

●高血圧のコントロール　（第8章参照）

降圧目標は、収縮期（最高）血圧一四〇㎜Hg以下、拡張期血圧八五㎜Hg以下です。

●脂質異常症の治療　（第8章参照）

脂質異常症は動脈硬化を促進させる大きな危険因子です。食事療法を行いますが、コントロールできない場合は、必要に応じて薬物療法も行います。

脳梗塞の再発を防ぐためには、中性脂肪一五〇㎎／dL未満、ＬＤＬコレステロール（悪玉コレステロール）一四〇㎎／dL未満、HDLコレステロール（善玉コレステロール）四〇㎎／dL以上が目安です。

●糖尿病の治療　（第8章参照）

糖尿病があると血小板が活性化されて、血栓ができやすくなり、動脈硬化は進行します。まずは食事療法を行いますが、コントロールできない場合は、必要に応じて薬物療法を行います。また、脳血管以外にも心臓、腎臓《じんぞう》、目の血管障害も起こしやすいので、並行して管理していく必要があります。

●血液を固まりにくくしておく　（第8章参照）

血液を固める血小板の働きを抑制する抗血小板薬（バイアスピリン、クロピドグレル、シロスタゾール、チクロピジンなど）が使われます。とくに心臓に不整脈があるときには、抗凝固薬（ワーファリン、DOAC（ダビガドラン、リバーロキサン、アピキサバン、エドキサバン）がよく使われます。出血傾向を高める可能性があるので、慎重な管理のもとに使われます。

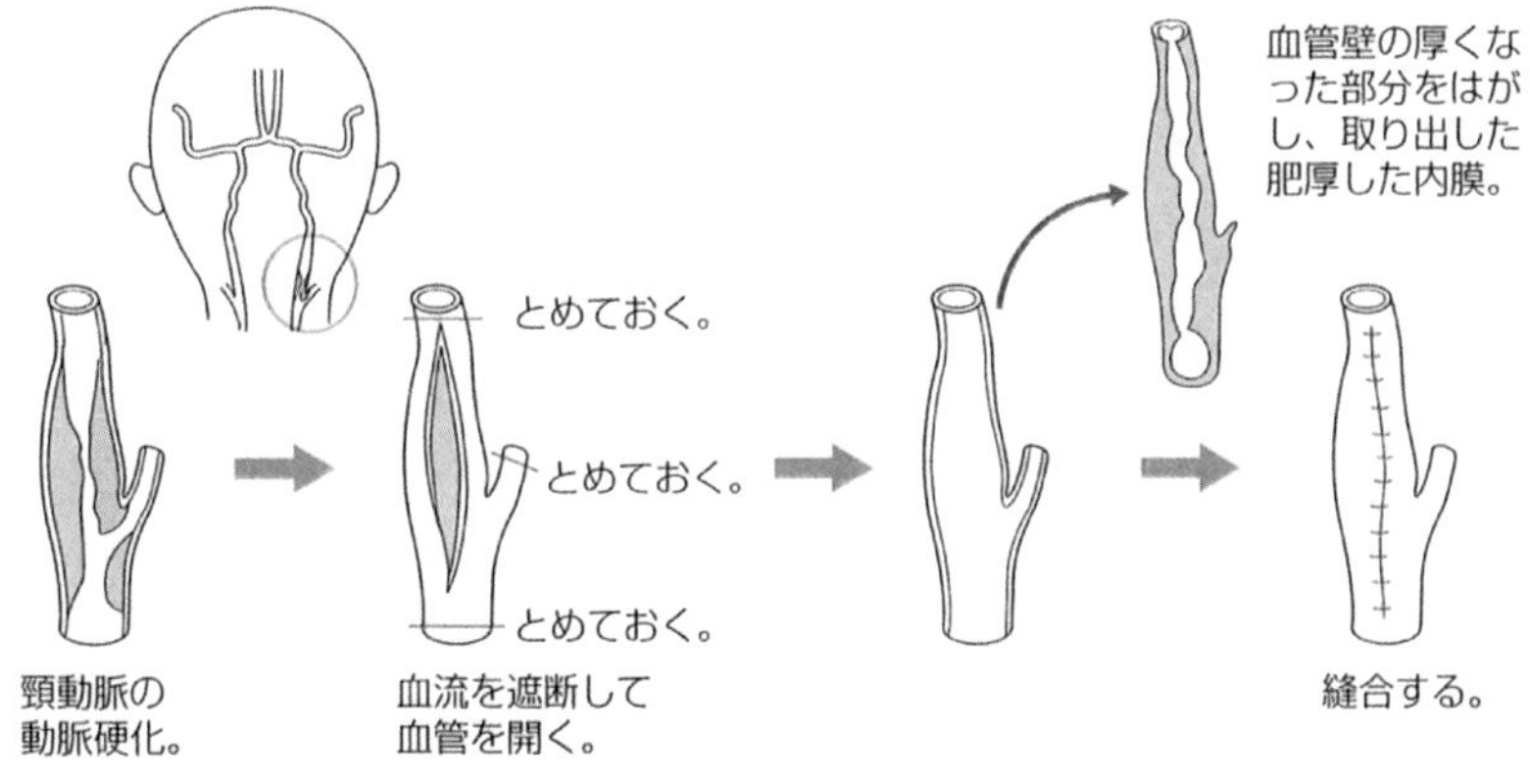
血管壁の厚くなった部分をはがし、取り出した肥厚した内膜。
とめておく。
とめておく。
とめておく。
頸動脈の動脈硬化。
血流を遮断して血管を開く。
縫合する。

●図2-10　頸動脈内膜剥離術（CEA）の手術法

慢性期の血流を改善したり、再発を予防する手術

●細くなった頸動脈を広げる「頸動脈内膜剥離術《けいどうみゃくないまくはくりじゅつ》（ＣＥＡ）」

首のところで頸動脈が、脳にいく血管と顔にいく血管に分岐する部分には、アテローム性動脈硬化ができやすく、血管の壁が厚くなり、血管内腔が細く不整形になっていることがしばしば見られます。血流の減り方が強くない状態で維持されている場合があり、このときは症状は出ませんが、血圧が下がったり、脱水状態になったり、血流をさらに下げるようなことが加わると、血流が足りなくなり脳梗塞を起こす危険があります。

アテロームによって頸部の内頸動脈が狭くなり、もとの三〇％以下になり、一時的に症状が出たりするときにこの狭窄《きょうさく》を広げる手術を行うことがあります。主に、脳梗塞の予防的な治療として行われるのが「頸動脈内膜剥離術（ＣＥＡ）

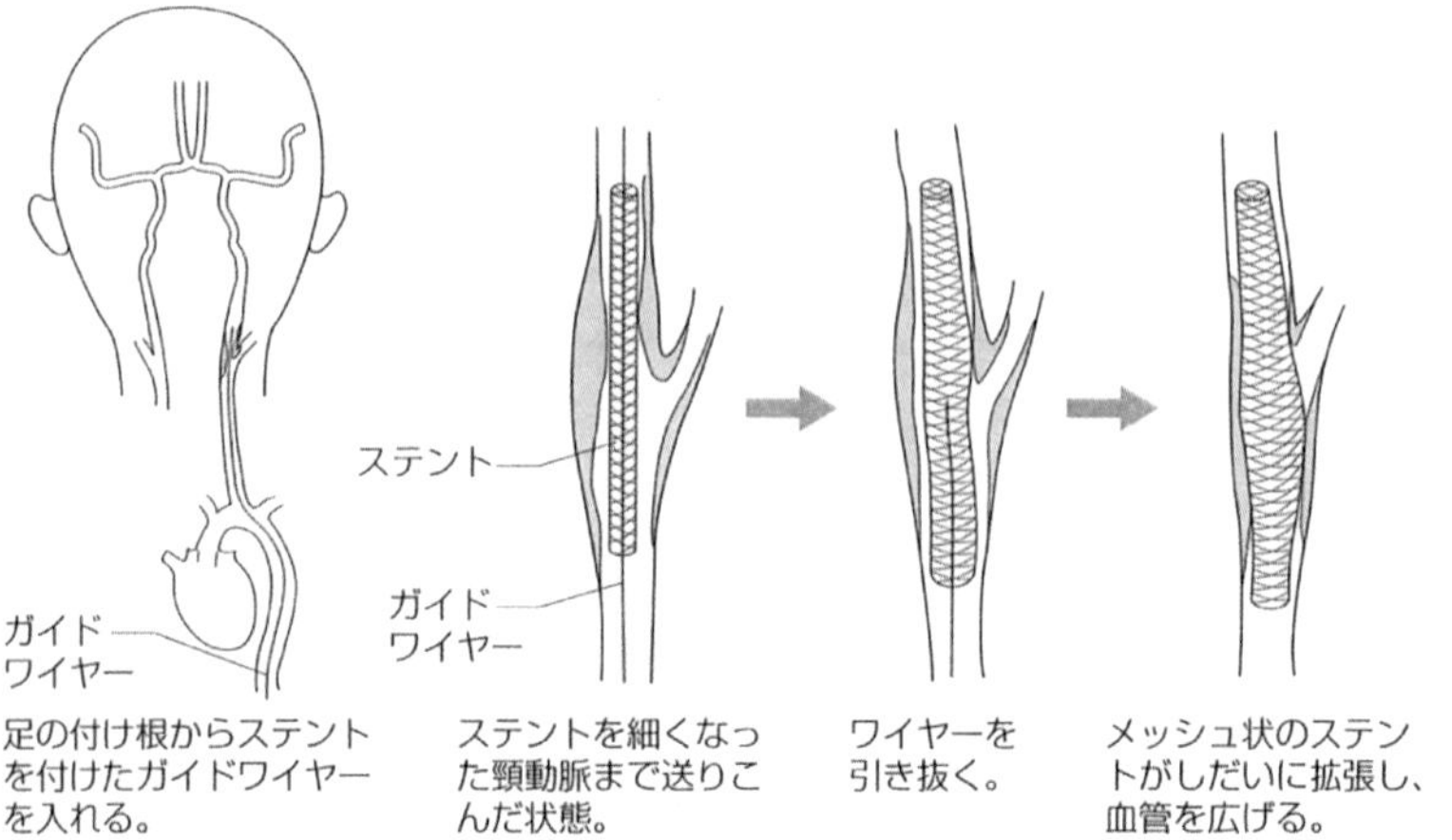
ガイド
ワイヤー
ステント
ガイド
ワイヤー
足の付け根からステントを付けたガイドワイヤーを入れる。
ステントを細くなった頸動脈まで送りこんだ状態。
ワイヤーを引き抜く。
メッシュ状のステントがしだいに拡張し、血管を広げる。

●図2-11　頸動脈ステント留置術（CAS）の手術法

です（図2―10）。

頸部で手術をして頸動脈を露出させ、いったんその両側で血流を遮断しながら血管を開いて、血管の壁（内膜）の厚くなった部分をはがして切り取り、血管内腔を広くする手術です。

切り取った後、きれいに洗浄し、血管を開いたところを縫って閉めます。このようにすると血管内腔が広くなり、血流を増やすことができます。

●細くなった頸動脈を広げる「頸動脈ステント留置術（CAS）」

頸動脈が狭くなって脳梗塞になりそうな場合、頸動脈内膜剥離術と同じ目的ですが、手術をしないで血管を広げる方法です。

局所麻酔をしてから、足の付け根の動脈からステント

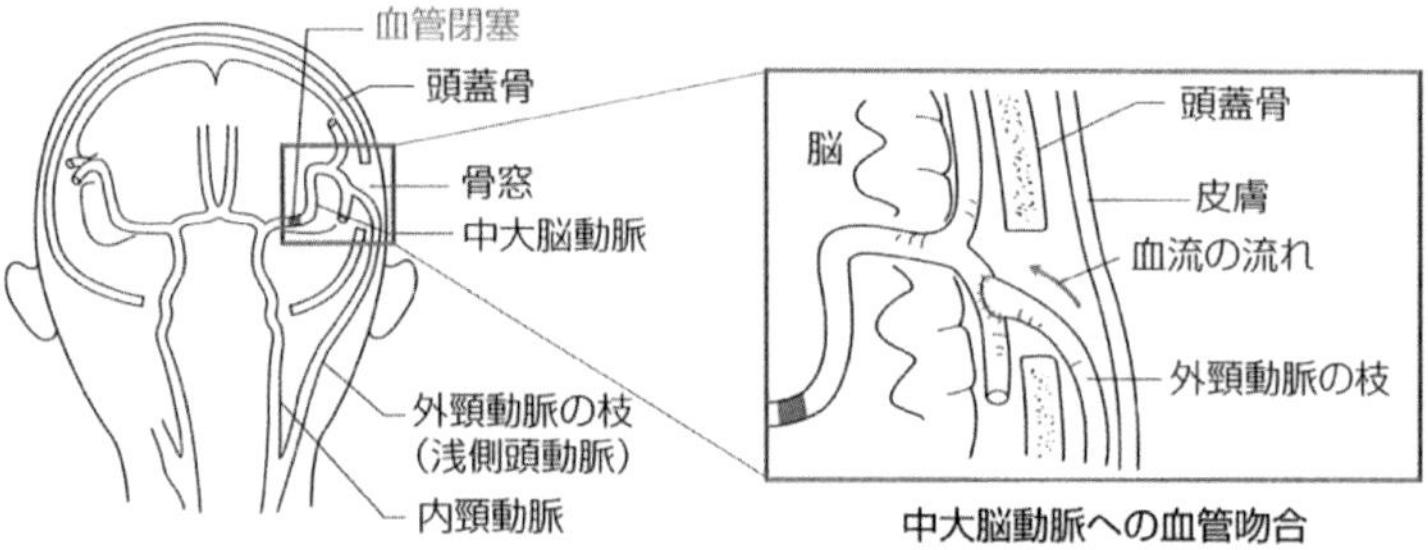
血管閉塞
頭蓋骨
骨窓
中大脳動脈
外頸動脈の枝
（浅側頭動脈）
内頸動脈
脳
頭蓋骨
皮膚
血流の流れ
外頸動脈の枝
中大脳動脈への血管吻合

頭蓋骨に窓をあけた状態

●図2-12　「バイパス手術」の手術法

（金属性の短い管）を付けたガイドワイヤーを血管の中に入れて、細くなった頸動脈のところまで進め、ここからさらにステントを細くなったところに入れて拡張させ、そのまま置いてきます（図２―11）。この場合も、血栓や動脈硬化壁の一部を飛ばさないように慎重な操作が必要です。

頸動脈内膜剥離術と同じ目的ですが、それぞれ長所、短所がありますし、習熟した術者がいるかどうかなど、症例ごとに検討してどちらをやるかを決めます。

●「バイパス手術（直接的血行再建術）」

「バイパス手術」は、動脈硬化が進み、血流が少なくなっている脳の血管に、血流の豊富な頭皮の血管をつなぐことで、新たなバイパス（迂回路《うかいろ》）をつくり、脳内に十分な血液を供給しようとする手術です。手術の方法は、ほとんどの場合、頭蓋外の浅側頭《せんそくとう》動脈（耳のつけ根のすぐ前で拍動をふれる血管）と頭蓋内の中大脳動脈を吻合《ふんごう》します（図2―12）。
①全身麻酔をしたうえで、頭の皮膚の動脈を露出させます。
②頭蓋骨に窓をあけ、脳の表面を出し、詰まった脳の血管の先の部分（遠位部）を露出させます。
③この脳の血管を小さなクリップ（血管を挟んで血流を止めるもの）で挟み、血流が止まっているところに穴をあけます。
④ここに露出しておいた頭の皮膚の動脈の断端を持ってきて、細い針で脳の血管の穴に縫い付けて吻合させます。
その結果、吻合された血管は太くなり、それまで頭皮に送られていた血液が脳内に送られるようになるため、脳の血流量が増えてきます。

現段階では、この手術は、脳の血流低下がいちじるしい場合などの限られたケースに対して検討・実施されています。

3章　脳出血の原因・症状・検査・治療

以前は脳卒中の代表が脳出血でしたが、降圧剤の進歩、食塩制限により、脳出血の最大の原因である高血圧をコントロールできるようになり、生活の改善と相まって発症率が激減し、脳卒中の二〇%弱となりました。脳出血は脳の中の細い血管が高血圧による動脈硬化性変化で弱くなったところから出血し、血腫をつくります。脳実質内での出血のため、直接脳を損傷し、片マヒなどが生じますが、発症部位によって症状にも違いが出ます。機能回復の可能性があると思われる場合にのみ手術を行います。手術は脳の障害を進めないよう、小さな穴から管を入れて血腫を吸い出す方法が主に行われています。高血圧、糖尿病、脂質異常症、心疾患などを伴っていることが多く、併せて治療することが大事です。

脳出血とはどんな病気？

脳出血は、脳の中を走る血管が破れて脳内に出血が起きたもので、「脳内出血」とも呼ばれます。出血した場所や出血の大きさによって現れる症状はさまざまです。

脳出血の原因

●高血圧が最大の原因

脳出血とは脳の内部で血管が破れて出血した状態です。具体的には、脳の太い血管から脳の中に入っていく穿通動脈《せんつうどうみゃく》という細い血管が破れて出血します。

脳の血管が破れる原因としてもっとも多いのが高血圧によるものです。

長年にわたり高血圧にさらされていると、脳の中の細い動脈（穿通動脈）に動脈硬化が進んできます。血管壁がもろくなったり、血管壁の壊死が起きたりして、ここが破けて出血します。また、変化した血管壁に高い血圧がかかり続けていると、細い血管に小さな動脈のコブ（くも膜下出血のもとになる脳動脈瘤《のうどうみゃくりゅう》とは異なります）がつくられ、これが破裂して脳出血を起こすこともあります。

●高血圧以外の脳出血の原因

高血圧以外の原因で脳出血が起こる場合もあります。高齢になると脳血管の内側にアミロイドと呼ばれる異常なたんぱくが沈着し、血管がもろくなって破れやすくなることがあります。

この病気をアミロイド血管症（アミロイドアンギオパチー）といいます。この場合は脳の表面近くに起こり、繰り返して出血を起こしやすく、脳出血の八〇％以上を占める高血圧性脳出血とは少し性質が異なります。

●脳の破壊と脳浮腫

脳出血は脳の中の出血であり、直接脳の中に血が噴き出すので、脳を破壊してそこに血腫《けっしゅ》（血の塊《かたまり》）をつくります。血腫が急激にできると破壊された脳と、強く圧迫された脳のマヒ症状が出ます。急激に頭蓋内の圧（頭蓋内圧）が高くなり、強い頭痛、吐き気、嘔吐が出て、意識も障害されます。出血が強いと、脳は腫れあがり、圧迫され、血流が悪くなり、血腫の周りの脳に脳浮腫が生じてきて、ますます脳の圧は高まり、脳ヘルニアという極めて危険な状態に向かいます。そうなると、発作を起こして数分のうちに昏睡《こんすい》状態になり、数時間で死亡するケースもあります。

脳出血の種類と症状

脳出血の発作は突然起こる

脳出血は症状が一気に現れるのが大きな特徴です。ほとんどの場合、出血が起きると数分のうちに頭痛、手足のしびれ、吐き気、嘔吐、意識障害などが現れます。出血は数分で止まることもありますが、数時間にわたって続くこともあります。出血が続く場合は、しだいに症状が悪化していきます。

脳出血の発作が起きるのはほとんどの場合、血圧の変動が激しい日中の活動時です。また、危険な季節は真夏と真冬です。そして、一日のうちで血圧がもっとも高くなる朝と夕方に多く発生しており、血圧が低い深夜では少なくなっています。

仕事中、とくに会議や人前で発表するなど緊張するとき、入浴中、排便時、興奮時などに起こりやすくなります。

脳出血は脳の五つの場所で起こりやすい

脳出血は起きやすい場所がほとんど決まっています。頻度の多い順に、大脳基底核の一部に生じる

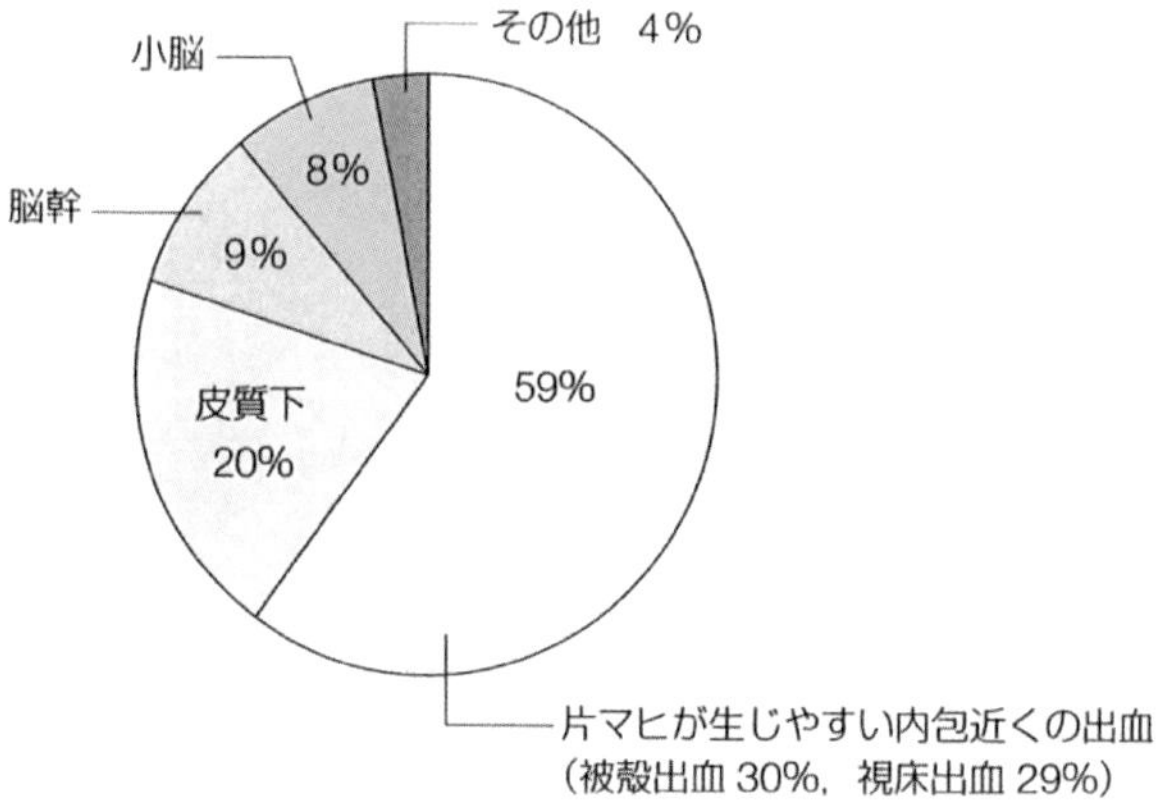
その他　4%
小脳
8%
脳幹
9%
皮質下
20%
59%
片マヒが生じやすい内包近くの出血
(被殻出血 30%，視床出血 29%)

●図3-1　**脳出血部位別の頻度**（脳卒中データバンク2009）

被殻出血（三〇％）、次いでもう少し内側の視床出血（二九％）、大脳（表面から少し奥まったところ）の皮質下出血（二〇％）、脳幹出血（九％）、小脳出血（八％）です（図3—1）。そのほか、高血圧によるものではなく、血管の加齢的変化が強く関係した出血が、大脳表面近くに起きることがあります。

●出血部位で症状や経過が異なる

①被殻《ひかく》出血

脳出血の中でもっとも多いのが被殻出血です。出血が被殻だけの場合は症状は軽くすみますが、基底核部の内側に接している内包にまで出血が及ぶと、出血部位とは反対側に片マヒが生じます（図3—2）。

脳の左側で出血した場合は、言語障害（失語症）や右側の片マヒ、感覚障害が生じます。しかし、死亡率はそれほど高くはありません。

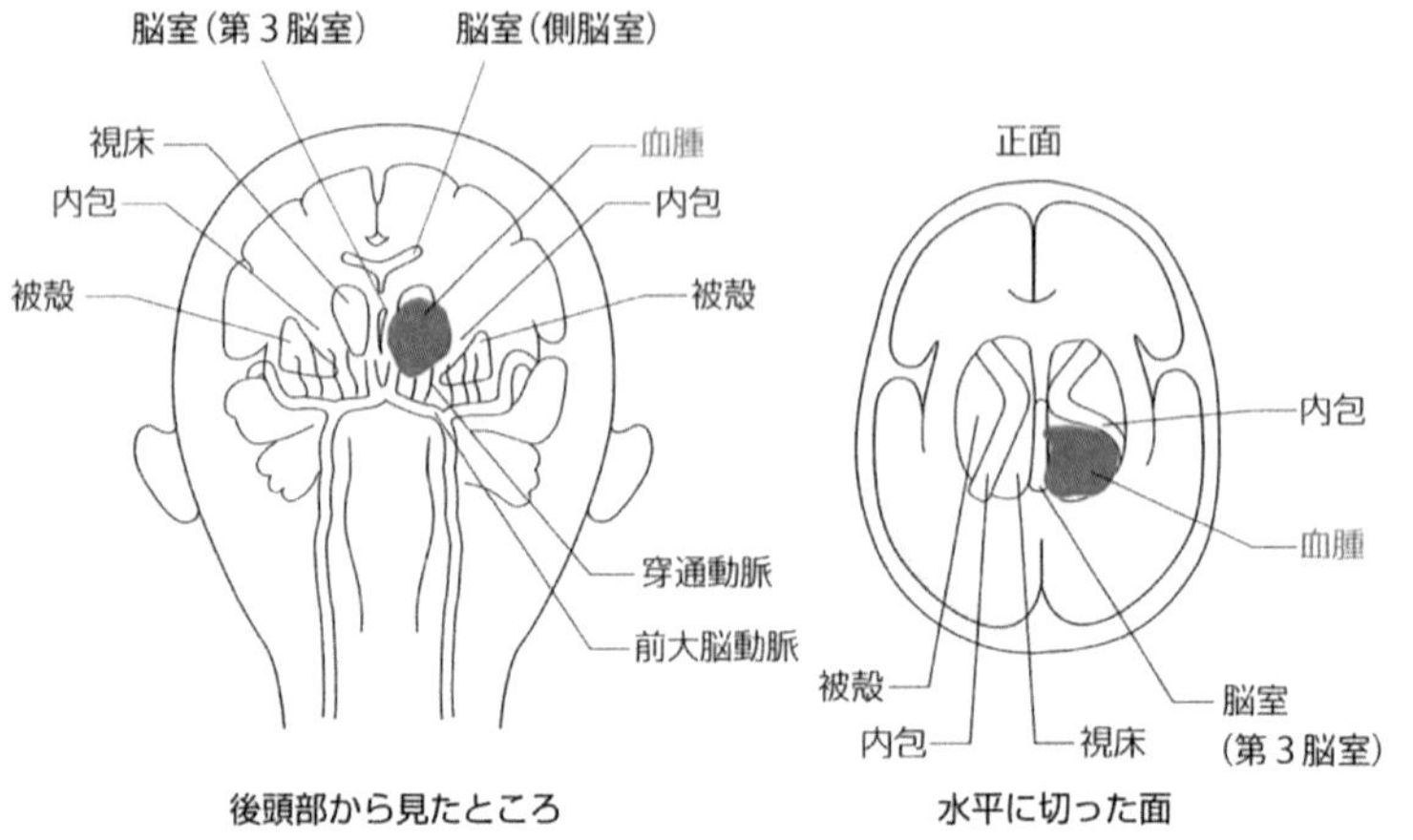
脳室（第３脳室）
脳室（側脳室）
視床
血腫
内包
内包
被殻
被殻
穿通動脈
前大脳動脈
後頭部から見たところ
正面
内包
血腫
被殻
内包
視床
脳室
（第３脳室）
水平に切った面

●図3-3　視床出血の起こり方

②視床《ししょう》出血

視床は大脳の深部にあり、感覚神経が大脳皮質へいく中継点にもなっています。出血が視床だけであれば、しびれを感じる程度ですが、視床の外側に接している内包にまで出血が及ぶと片マヒや感覚障害が生じます。

また、脳室が近いために脳室内出血を起こすこともあり、死亡率の高い危険な脳出血です(図3―3)。

③皮質下出血

大脳表面から少し奥まったところの出血です。頭頂葉でもっとも多く生じますがいろいろなところで生じます。

症状はその部位の大脳がしていた機能の障害が出るので、出血部位によって、症状はさまざまです。

ほかの脳出血に比べて比較的症状が軽く、予後も良好なケースが多いです。

④脳幹出血（橋《きょう》出血）

脳幹に出血が起きると致命的になるケースが多くなります。

意識障害が強く、呂律《ろれつ》が回らない、嚥下《えんげ》障害、両目が一方に偏ったりする眼球の異常運動などが出ます。

⑤小脳出血

めまい、嘔吐、激しい頭痛、起立障害、歩行障害、意識障害などの症状が現れ、ふらふらして歩けなくなります。しかし、片マヒは起きません。

脳出血が疑われた場合の診断

脳出血の疑いが強いと思われる場合は、ＣＴ検査を行います。

出血を起こす病気は脳出血やくも膜下出血ですが、脳出血では好発部位を中心に、脳の中に血腫（血の塊）が見え、脳表面の出血である、くも膜下出血とは容易に区別できます。

脳の中にできた血腫が脳を破壊し、中央にある脳室の中へ大量に出てしまい、脳脊髄液（髄液）の

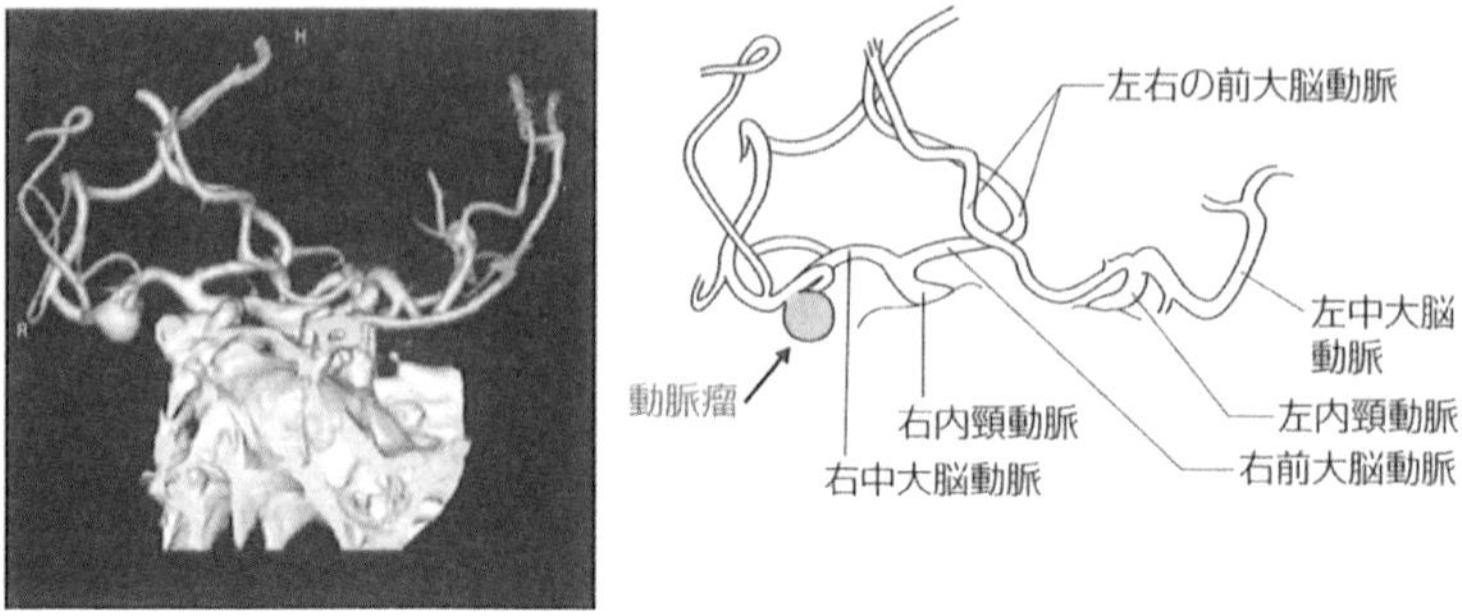
左右の前大脳動脈
左中大脳
動脈
動脈瘤
右内頸動脈
左内頸動脈
右中大脳動脈
右前大脳動脈

●図3-4　3D-CTAによる血管撮影（右中大脳動脈に動脈瘤が見られる）

流れを妨げ、急速に水頭症（脳室が膨らむ）になることがあります。

血腫の大きさと広がりによっては、脳動脈瘤からの出血が脳の中に血腫をつくっている場合があり、その場合には血管撮影（ＭＲＡ、３Ｄ-ＣＴＡ、脳血管撮影など）で診断を確実にします（図３―４）。

脳出血の治療

出血後すぐ（急性期）の治療

（１）血圧の管理

脳出血の急性期では、血圧を低く保つことが必要です。降圧が良好に行われると出血が止まって、血腫が大きくなるのを防ぎ、予後もよいことがわかっています。血圧を下げる目安は収縮期血圧一四〇㎜Hg以下にすることです。

（２）呼吸や循環を管理する

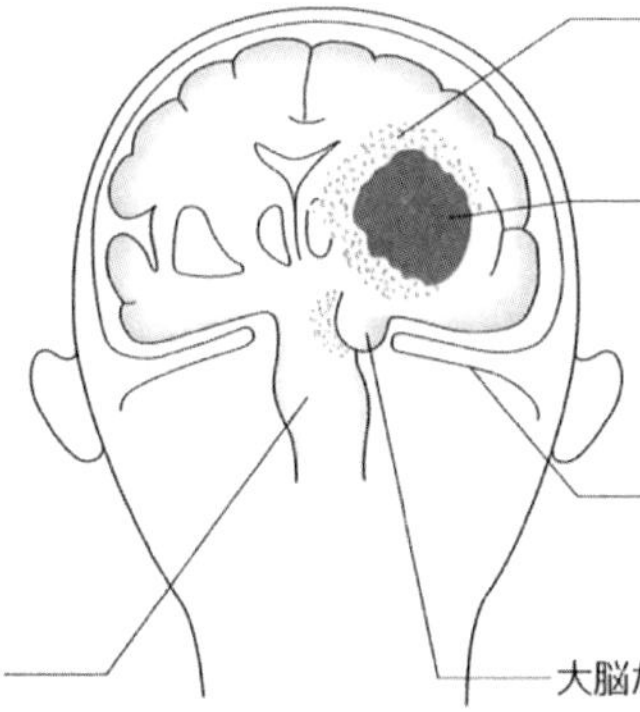
脳のむくみ（脳浮腫）
血腫
小脳テント（非常に硬い）
脳幹
大脳が押し出されている（脳ヘルニア）

●図3-5　脳のむくみ（脳浮腫）による脳ヘルニアの起こり方

脳出血を起こす患者さんの多くは、心臓病、呼吸器障害、強い動脈硬化による血管の狭窄、糖尿病などを持っているので、併せて管理していきます。

（3）脳浮腫・頭蓋内圧亢進の管理

脳出血のあとには脳のむくみ（脳浮腫）が起きてきます（図3―5）。脳浮腫が強く起きると、頭蓋内圧が高まり、脳ヘルニアの危険性が高くなります。脳ヘルニアが起きると脳幹が強く圧迫され命にかかわります。そこで、脳浮腫を改善するための治療（グリセロールなど）が行われます。

（4）ケイレンの抑制

脳出血の急性期には、ケイレン（痙攣）発作を起こすことがあり、ケイレン発作を起こした場合には抗てんかん薬を用いて治療を行います。

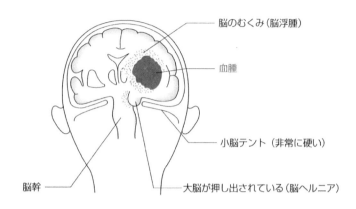

（５）胃潰瘍《いかいよう》の予防

脳出血の発作を起こした後、胃潰瘍などの上部消化管出血を起こす患者さんがいます。脳出血が重症であったり、患者さんが高齢であったりするほど、消化管出血は起きやすくなります。予防的に抗潰瘍薬の投与が行われます。

（６）手術を検討する

出血で一部の脳はすでに破壊されており、手術も脳への新たな傷害を加える可能性があるので、手術をしたほうがよいかどうかは、血腫の大きさ、年齢、症状の強さ、発症からの時間、全身状態などを考慮して判断する必要があります。

出血が小さくて、周囲の圧迫が強くない場合は手術は行いません。一般的に血腫が大きく、意識障害があり、脳ヘルニアの兆候があるような場合に手術を選びます。

血腫の部位としては、皮質下出血、被殻出血、小脳出血でしばしば手術が考慮されます。被殻出血の場合は三〇㎖以上、皮質下出血の場合は脳表から一㎝以下にあるもの（深部ではない）、小脳出血では血腫の直径が三㎝以上の大きさのものを目安にして手術を考慮します。

ただし、非常に重症で、たとえ救命できても破壊された脳の機能回復はできず、寝たきりの状態になってしまう可能性が高い場合には手術は行いません。

手術の方法

手術には、頭蓋骨を切開（開頭）して血腫を取り除く「開頭手術」と、切開せずに、頭蓋骨に小さな穴か窓をあけて、そこから細い管を送り込み、血腫を吸い出す「血腫吸引術」があります。

以前はもっぱら開頭手術が行われていましたが、最近では、吸引術を行うことが多くなっています。

●開頭血腫除去術

この方法は、身体的に負担は大きいですが、確実に血腫の除去や止血を行うことができます。手術の適応は、被殻出血、皮質下出血、小脳出血の場合です。

血腫が非常に大きかったり、脳の腫れが強くて、血腫を除去しただけでは十分な効果が得られないと考えた場合は、脳の圧を下げるために血腫除去とともに、大きく頭蓋骨をはずして脳の圧を下げるための「減圧開頭術」を行うことがあります。

開頭血腫除去術は患者さんの負担が大きいため、体力の低下や高齢の場合などは、手術を受けられないこともあります。

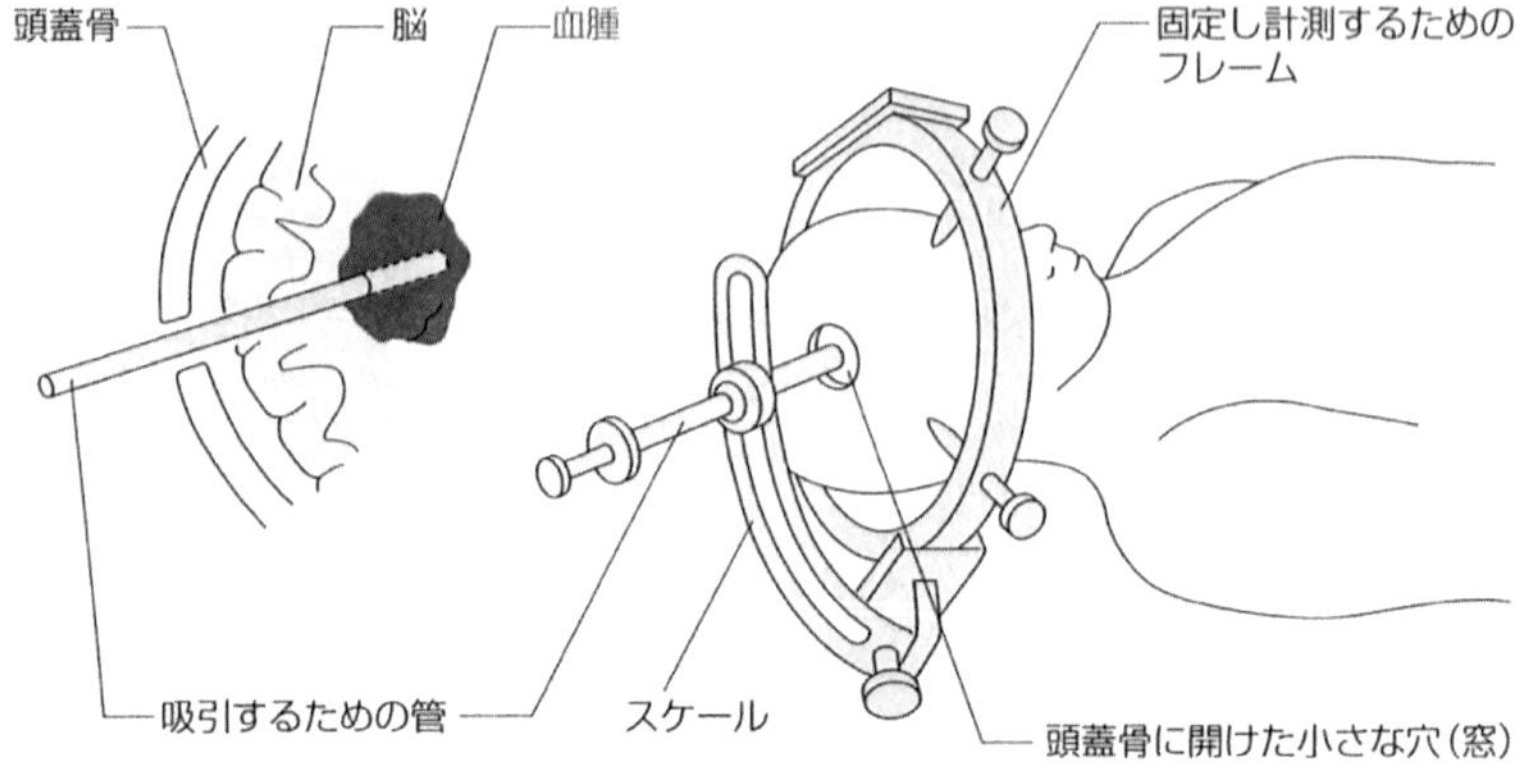

頭蓋骨
脳
血腫
固定し計測するためのフレーム
吸引するための管
スケール
頭蓋骨に開けた小さな穴(窓)

●図3-6　CTガイド下血腫除去術の方法

●血腫吸引術

①CTガイド下血腫除去術

患者さんの頭にフレームを装着し、CTの画像を見ながら、スケールで血腫の位置、大きさを計測して、そこに管を送り込み、血腫を吸引する方法（図3―6）です。

②超音波ガイド下血腫除去術

超音波で血腫を見ながら吸引除去する方法です。

③内視鏡下血腫除去術

吸引管と一緒に内視鏡を送り込み、血腫を見ながら吸引除去する方法です。

④脳室ドレナージ

脳室内出血、視床出血、小脳出血などによって、急性の水頭症を起こした場合や血液が脳室にたまって脳室が拡大したり、詰まる危険性がある場合に脳室ドレナージという処置を行います。

また、この処置の目的は脳室の血腫や髄液を排出することで頭蓋内圧を低下させることです。皮膚を切開して頭蓋骨に小さな穴をあけ、脳室内に細いチューブを一週間ほど留置し、頭蓋内圧を見ながら中にたまった血腫を排出させます。

今後はこんなことに注意する

脳出血を起こす患者さんの多くは、高血圧、心臓病、呼吸器障害、強い動脈硬化による血管の狭窄、糖尿病などをもっています。これらは、脳出血だけでなく、脳梗塞に関しても危険因子となっています。脳出血が起きてしまったということは危険因子を持っている可能性が高く、今後も脳出血や脳梗塞を起こす可能性があると考えられます。

高血圧の管理、ほかの併存疾患の治療や管理を行っていくことが大事です。さらにこのような危険因子が多く見られるということは、それまでの生活に問題があった可能性が高く、生活習慣の見直しとその改善も必要です。

すでに発症した脳出血による後遺症に関しては、リハビリテーション（リハビリ）を続けて機能を回復させ、今後の充実した生活がしていけるように心がけていくことが大切です。

しかしながら、完全な機能回復は困難なことも多く、ある程度の機能障害が残ってしまう可能性があります。残ってしまった機能障害を受け入れ、残された機能を生かした新たな生活法を見つけていく前向きの姿勢が、その後の生活を大きく変えていきます。

4章　くも膜下出血の原因・症状・検査・治療

脳梗塞と脳出血は、高血圧や動脈硬化による変化が原因で、中高年や高齢者に多い病気ですが、くも膜下出血は大分異なります。原因は、太い脳動脈のコブ（脳動脈瘤）の破裂によることがほとんどで、四〇～六〇代の働き盛りの人を中心に発症します。脳の表面の出血のため症状を残さずに治りますが、太い血管からの出血であり、死亡率は高く、可能であれば再出血を起こす前に手術を行います。発症は激しい頭痛と吐き気で始まります。診断はＣＴ検査でほとんど可能ですが、続けて、脳動脈瘤の場所、数、形などをＭＲＡ検査などで検討し、七二時間以内に手術を行うのが普通です。術後も血管が縮む脳血管攣縮や、水頭症などが生じる可能性があり、早期発見、治療が大事です。

くも膜下出血とはどんな病気？

くも膜下出血は、その名のとおり、くも膜の下のくも膜下腔（図1―4）に起こる出血です。脳の表面を走る太い血管にコブ（脳動脈瘤《のうどうみゃくりゅう》）ができていて、急激な血圧の変動などによりこのコブが破れて、くも膜下腔《くう》に出血します。

くも膜下出血の原因

●最大の原因は脳動脈瘤の破裂

脳の表面を覆う「軟膜《なんまく》」と「くも膜」の間にある「くも膜下腔《くう》」は、脳脊髄液（髄液）が満たしていて、常に循環しています（図1―4）。ここには太い動脈があり、この血管から出血すると、くも膜下腔に血液が勢いよく広がります。これがくも膜下出血です。くも膜下出血の一番多い原因は、脳動脈瘤の破裂です。動脈瘤は動脈にできたコブで、太い血管の枝が分岐する部分にできるのが普通です（図3―4）（図4―2）。そのほかの原因でも、くも膜下出血は起こります。たとえば、動脈解離《どうみゃくかいり》、脳動静脈奇形、もやもや病（第6章参照）、出血しやすい血液の病気、薬の副作用、頭部外傷などでも生じます。

●働き盛りを襲う

脳梗塞や脳出血は中高年や高齢者に発症することが多いのに対し、くも膜下出血は四〇～六〇代の働き盛りにもっとも多く発症する病気です。わが国では、一年間に人口一〇万人あたり約二〇人の割合で発症しています。男女比では女性の発症が多く、男性の約二倍に達します。原因の八〇～九〇％は脳動脈にできた脳動脈瘤の破裂で、もともと脳動脈壁の一部が先天的に弱いことによって生じるのではないかと考えられています。

もっとも死亡率の高い脳の病気

脳動脈瘤が破裂して起こるくも膜下出血は、〝前触れ〟もなく突然激しい頭痛、吐き気、嘔吐で始まり、致死率が高いのが特徴です。脳の表面に広がる出血で、約三〇％の人が病院に来る前に亡くなり、病院に来たときは、やっと血が止まった状態になっています。治療前に再度出血すると、結果的には約六〇％の人が亡くなるという大変な病気です。

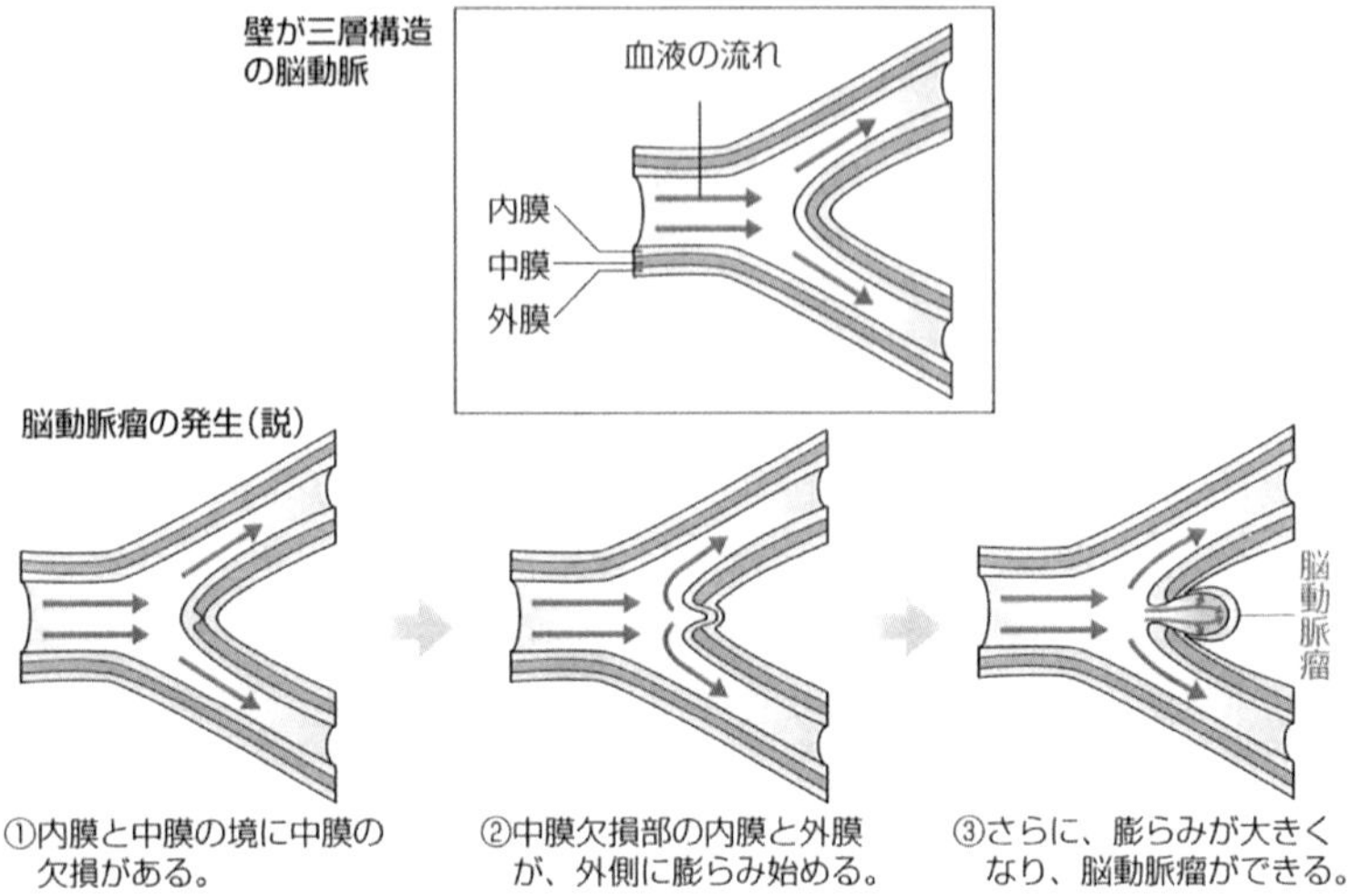
壁が三層構造
の脳動脈
血液の流れ
内膜
中膜
外膜
脳動脈瘤の発生(説)
脳動脈瘤
①内膜と中膜の境に中膜の欠損がある。
②中膜欠損部の内膜と外膜が、外側に膨らみ始める。
③さらに、膨らみが大きくなり、脳動脈瘤ができる。

●図4-1　脳動脈瘤の発生

●脳動脈瘤の発生の仕方

くも膜下出血の原因のほとんどを占めるのがコブ（脳動脈瘤）です。このコブは、内頸動脈《ないけいどうみゃく》と椎骨動脈《ついこつどうみゃく》が頭の中に入ってきて、脳の表面のくも膜下腔を枝分かれしながら進んでいく部分にできます（図4—2）。ですから動脈が細くなって脳の中に入っていく前の、太い血管で、ほとんどが脳の底の部分にできます。

動脈は普通、三層（外膜・中膜・内膜）構造になっていますが、血管が枝分かれする部分は、約八〇％の人に中膜の欠損が見られます。また、血流はこの分岐部のところで、血管の壁にもっとも強くストレスを与えることになります（図4—1）。

動脈瘤ができるのは、人口の数％にしか認められませんが、先天性の中膜欠損が動脈瘤発生の素因の一つとなり、ほかの複数の後天的因子が重なってコブができてくると考えられています。

血液がコブの中で渦を作りながら流れて、コブの壁にストレスがかかり、高血圧、動脈硬化なども関係して、しだいに大きくなってくると考えられます。血管壁の一部が膨れて壁が引き伸ばされ、薄くなり、破裂しやすくなっていて、手術中に動脈瘤を見ると、コブの中で血液が流れているのが透けて見ることができるほどです。

発見されたときの脳動脈瘤の大きさは直径五～一〇㎜がもっとも多く、直径二五㎜以上のものは巨大脳動脈瘤といいます。脳動脈瘤は直径一～二㎜の小さいものから直径五～六㎝の大きなものまでさまざまです。

一般に人口の約五％が脳動脈瘤を持っていると考えられていますが、生涯に破裂するのは、〇・二～三％程度であると考えられています。

●ほとんどは破裂するまで無症状

脳動脈瘤は小さく、破裂して出血を起こさない限りは症状が出ずに気づかれません。くも膜下出血の原因になった脳動脈瘤は破裂脳動脈瘤といいますが、検査のとき破裂していない脳動脈瘤が見つかった場合は、「未破裂脳動脈瘤」といいます（第四章　未破裂脳動脈瘤を参照）。

明らかな出血ではないのに、破裂する前に、ときに頭痛を感じることがあり、〝前触れ〟となることがあります。わずかな出血で止まった可能性もあります。疑ったときは積極的に検査を受ける必要があります。

●再破裂の危険大

太い動脈にできていたコブが、突然破裂して出血した場合は、出血が止まらなければ致命的になりますが、コブの周りの圧が急激に高くなり、出血が止まり、周囲の血液が固まって症状の進行を食い止めた状態になります。激しい頭痛があり、病院に搬送されたときにはこのような状態のときですので、血圧が高くなったり、衝撃が加わったりすると、止まっていた箇所から再度出血する可能性があります。この再出血が生じたときは、約六〇％が命を脅かされることになります。

破裂脳動脈瘤は再び破れ（再破裂）やすく、再破裂後の危険は発症当日に最も高くその後は一日一—二％の率で経緯しますので一ヶ月以内に約五〇％が再出血する危険があります。それで、可能なかぎり、当日か、全身状態がゆるせば二〜三日（七二時間）以内に、再出血を防ぐための手術が必要です。

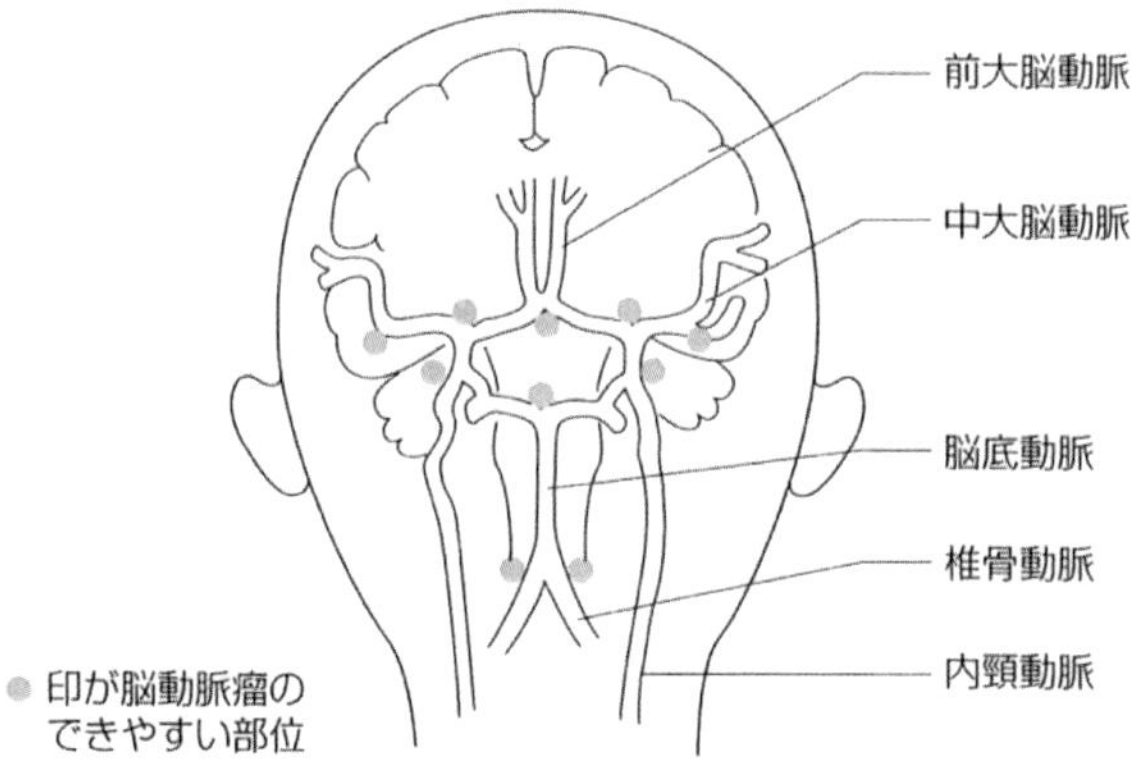
前大脳動脈
中大脳動脈
脳底動脈
椎骨動脈
内頸動脈
印が脳動脈瘤の
できやすい部位

●図4-2　脳動脈瘤ができやすい部位

●脳動脈瘤ができやすい場所

脳動脈瘤ができやすい場所があります（図４―２）。頸動脈系では、内頸動脈からの太い枝が出る所、内頸動脈が前大脳動脈と中大脳動脈に分かれる所、左右の前大脳動脈が合流した所、中大脳動脈が枝分かれする所がほとんどです。椎骨動脈系では、椎骨動脈の枝が出る所、左右の椎骨動脈が合流してできた脳底動脈の枝が出る所、脳底動脈の末端部などにできやすくなっています。

●二四時間、時と場所を選ばず発症

脳動脈瘤破裂によるくも膜下出血は、二四時間いつでも発症する危険性がありますが、用便、スポーツ、セックスなどのときにもよく発症しています。午前六時～一二時までの間が多いという報告がありますし、午前八時～一〇時までの間と、午後六時～一〇時までの間に二つピークが見られるという報告もあります。

脳の表面の出血であり、脳自身の障害は少なく、脳動脈瘤の処理がうまくできれば、まったくもとの状態で社会復帰が可能ですが、しばしば、脳の中にも出血がおよび、脳出血と同じように脳の損傷を起こすことがあります。太い血管から勢いよく出血するため、急激に脳の圧が高まり、脳幹まで影響されます。また眼底に出血を引き起こしたり、心臓にも影響して不整脈が出たりすることも在ります。

さらに、くも膜下出血のあと、動脈にケイレン（脳血管攣縮《れんしゅく》）が生じて細くなり、脳梗塞を起こしたり、脳脊髄液循環の障害による水頭症が続発したりすることがあります。

くも膜下出血の症状

くも膜下出血の発症時に現れることが多い症状には次のようなものがあります。

頭痛、嘔吐、意識障害などが出現

●頭痛

最初にくる症状は、突然の激しい痛みで、吐き気や嘔吐を伴います。頭痛は〝今まで経験したことがないような激しい痛み〟とか〝ハンマーで殴られたような痛み〟とよくいわれるものです。激しい頭痛があったときは、至急、救急車で受診すべきです。くも膜下出血によるものであれば、やっと血が止まっている状態で、手術で脳動脈瘤をなくしてしまうまでは、いつでも再出血が起こりうると考え、できるだけ早急に受診することが必要です。

比較的軽い頭痛の場合もあります。ときには、〝かぜをひいたのかもしれない〟と自分で勝手に判断してしまう人もいますが、頭痛は数日間持続しているのが特徴です。数時間や一日で治ってしまうものはほとんどなく、最初は比較的軽いものでも持続しているものは要注意です。脳動脈瘤の有無を調べる検査ができる病院で診てもらうべきです。激しい頭痛でも、片マヒが出たり、呂律《ろれつ》が回らなかったりすることはないのが普通です。

●吐き気・嘔吐

頭痛と同時に、吐き気を感じたり、嘔吐することもあります。

●意識障害

意識障害も一時的で回復してくるのが普通です。しかし、くも膜下出血がさらに脳内出血や脳室内出血を伴っているときは、マヒが出たり、意識障害も続きます。

てんかん発作が現れることもあります。このときはさらに危険な状態であり、必ず救急車で受診し、対処しなければなりません。

●複視《ふくし》・視覚障害

激しい頭痛がなくても、急に物がダブって見えるような場合は、くも膜下出血の疑いがあります。脳動脈瘤の位置によって、目の動きが障害されることがあるからです。激しい頭痛のときに、眼球内に出血して、目が見えなくなることもあります。

●不整脈・心停止

激しい出血のときには、不整脈が出たり、心停止になることもあります。

未破裂脳動脈瘤

破裂していない脳動脈瘤を未破裂脳動脈瘤といいます。そのまま放置しておくと、この先、破裂して、くも膜下出血を起こす危険性があります。

くも膜下出血のもとになる脳動脈瘤は、血管の壁の一部にできたコブですから、ほとんど症状が出ません。コブができる場所やコブの大きさによって、目を動かす神経や物を見る視神経を圧迫して、複視や視野の欠損で気づかれることがまれにあるくらいです。しかし、脳動脈瘤が破裂したときの恐ろしさが広く認識され、一方ではＭＲＡ検査（磁気共鳴血管造影）(注３)などの検査法で、体への害や影響がほとんどない状態で脳の血管を見ることができるようになり、破裂する前に検査を受ける人が急増しました。

遺伝的な因子があることも明らかになり、くも膜下出血への関心はさらに高まりました。また脳動脈瘤や症状が出ていない脳梗塞（隠れ脳梗塞）などの有無を見られる「脳ドック」を受診することによって、破裂していない脳動脈瘤が多数見つかるようになりました。

脳動脈瘤は、破裂すると一気に危険な状態になりますので、その前に脳動脈瘤をつぶしてしまう手術をすることが増えました。しかし、全身麻酔をかけて、頭を開けて手術をするとなると、低いながらも危険を伴います。そこでコブの大きさや形などを見極めて、手術の適応を決めるようにしています。

未破裂脳動脈瘤があるからといって、必ずしも破裂するものではありません。したがって、手術するかどうかは脳動脈瘤の大きさ、形、その人の年齢、健康状態を考慮して決めるべきです。

また、これは大手術ですから脳動脈瘤手術の経験が豊富な脳神経外科医に手術を依頼すべきです。

（注3）造影剤静脈注射や管（カテーテル）を用いた造影剤注入をすることなく、血管を画像化して、直径三㎜程度のごく小さな動脈瘤も発見することができる。

くも膜下出血の危険因子

くも膜下出血は二四時間、時も場所も選ばず発症する危険性があります。

仕事中のストレスや、力んだり、感情的に興奮したときなど、温度の急激な変化があるとき（寒いところから帰って熱い風呂に入るなど）、セックス中でも起きます。また、夜間寝ているときにも起こります。これは睡眠中も睡眠の深さが変動し、血圧も変動していることに関係していると思われます。

くも膜下出血を起こす最大の危険因子は脳動脈瘤ですが、脳動脈瘤以外の危険因子として注目されているものには、次のようなものがあります。

①高血圧、②力み、便秘、③急な温度変化、④過度の飲酒、⑤喫煙、⑥腎臓の病気（のう胞腎）、⑦血縁関係にくも膜下出血の人がいるという遺伝的因子（約三倍多く発生）。

危険因子の数が多くなればなるほど相乗効果で危険度は高まります。喫煙習慣があって過度にお酒を飲む人、あるいは高血圧があって喫煙する人のくも膜下出血の危険度は、さらに高くなります。

くも膜下出血が疑われた場合の診断

くも膜下出血の診断には、頭部ＣＴ検査がもっとも適していて、容易に診断できます。

くも膜下腔は脳表面を覆っていて、ここを脳脊髄液（髄液）が満たしているためにＣＴ上では黒く見えます。くも膜下出血があると、この部分に出血が広がり、髄液と置き換わりＣＴ上では白く見えます。新しい出血は白く見えるので、脳内血腫や脳室内に出血が及んでいる場合も容易に診断できます（図４―３）。

くも膜下出血であることが確認できたら、次に、脳血管系を見られる検査（ＭＲＡ検査、３Ｄ-ＣＴ

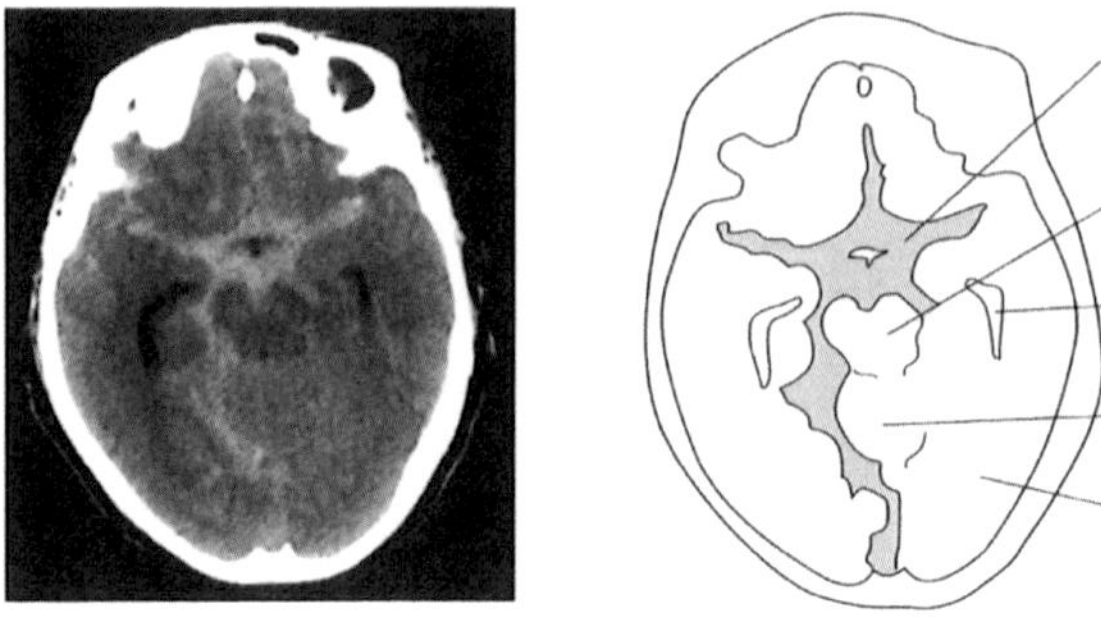

●図4-3　くも膜下出血の頭部CT検査

A検査、あるいは脳血管撮影）を行い、脳動脈瘤の有無やその性状を詳しく診ます（第5章参照）。

脳血管撮影検査などでは、次のようなことがわかります。

①脳動脈瘤の破裂など、くも膜下出血を起こした原因がわかる。

②出血を起こした脳動脈瘤の位置や大きさ、形、数などがわかる。

くも膜下出血の治療

くも膜下出血の治療でもっとも重要なことは、破裂後、止血している脳動脈瘤が再破裂する前に、脳動脈瘤を処理することです。

その方法を中心に治療法を解説します。

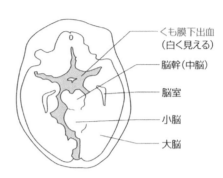

出血後すぐ（急性期）の治療

●再破裂を予防する

脳動脈瘤が再破裂する可能性がもっとも高いのは、発症二四時間以内（とくに六時間以内）で、発症率は約四％です。再び出血すると、急激に悪化し、死亡率は約六〇％となります。

その後、再破裂の危険性はしだいに低くなり、一～二％の危険性となります。

血圧の管理が非常に重要ですが、再破裂は予防しきれず、条件が許すかぎり、再破裂前の早期に脳動脈瘤を処理することが必要です。

●もっとも重要なことは血圧の管理

脳動脈瘤が再破裂を起こさないための治療には、血圧のコントロール、止血薬の投与、安静などがあります。

とくに重要なのは血圧の管理です。再出血を防ぐためには血圧を下げることが重要ですが、一方で、脳虚血を予防するためには血圧の過度の低下にも注意しなければなりません。

そこで、再破裂を予防するために行うのが外科的治療（手術）です。心臓病などの重大な合併症がある患者さん（くも膜下出血にはしばしば心臓の異常が現れます）や、瀕死《ひんし》の状態にある患者さん以

重症度	症状
0	未破裂の脳動脈瘤がある。
Ｉ	無症状か、最小限の頭痛および軽度の項部（うなじ）硬直がある。
Ｉa	急性期の症状がなく、神経症状が固定している。
Ⅱ	中等度以上の頭痛、項部硬直はあるが、脳神経マヒ以外の神経症状はない。
Ⅲ	傾眠状態、錯乱状態、または軽度の局所神経症状がある。
Ⅳ	昏迷状態で、中等度以上の片マヒ、ときに*除脳硬直や自律神経障害を示す。
Ⅴ	昏睡状態、除脳硬直があり、瀕死の状態である。

重症度Ｉ、Ⅱ、Ⅲまでは、くも膜下出血発症からできるだけ早期に行う。Ⅳ、Ⅴは保存的治療で重症度の改善を待って行う。

●表4-1　くも膜下出血の重症度の判定基準（ハント・コスニック分類）

外は、可能な限り手術を行います。くも膜下出血を起こした患者さんの状態の重症度を判定する基準があり（表４―１）、これを参考にして手術の適応を決めています。

●急性水頭症の発生と脳室ドレナージ

くも膜下出血のときに、脳表だけでなく脳の中への出血が一緒に起こってくることがありますが、このとき、脳の中央にある脳室にまで血液が流れ込んで充満することがあります。このような場合、脳室の中を流れていた脳脊髄液（髄液）の流れが遮断されてしまうため、髄液がたまってきて脳室が急速に拡張してきます（急性水頭症）。

水頭症が生じると、脳を圧迫して状態をさらに悪化させるので、脳室に管を入れて血液と髄液が混ざった液体を排除する必要があります。これを脳室ドレナージと言います。破裂脳動脈瘤の手術と同時に行ったり、状態をよくするために手術に先行して行うこともあります。

また、くも膜下出血のため、脳表面のくも膜下腔が広範囲に血液でうめつくされた状態になり、髄液の流れが障害され、そのために脳室全体が拡大してくることがあります。脳の腫れと相まって、脳を圧迫して、脳循環を悪くしますので、このような場合もドレナージをして状態を改善させます。

「早期手術」と「待機手術」

手術を行うタイミングは、患者さんの状態によって判断されます。発症後三日（七二時間）以内に行う手術を「早期手術」といい、発症後一一～一四日以後に行う手術を「待機手術」といいます。「待機手術」は、くも膜下出血後の不安定な時期に、体に負担をかけるのを避けて、状態をよくしてから手術を行うことです。しかし、待機している間に再出血を起こすことが多く、その場合には重症になることが多いので、現在は可能な限り早期に手術を行うようにしています。また、破裂した脳動脈瘤が処理して破けないようになっていれば、脳血管攣縮《のうけっかんれんしゅく》（第四章　脳血管攣縮を参照）に対して積極的な予防や治療を行うことができるようになることも、早期手術の大変有利な点です。

急性期に手術が積極的に行われるようになったのは、手術の技法が向上したこと、および術後管理も目覚しく進歩したためで、患者さんの意識レベルがよい場合は、早期に手術を行うようになっています。

ただし、重い糖尿病や不整脈などの合併があって患者さんの全身状態が悪い場合、難易度の高い手術が予想されるため急性期に行うと危険性がある場合、手術によって血管攣縮を起こすことが強く予想される場合などは、待機して患者さんの様子を見ることが普通です。

再発予防のための治療法（外科的手術）

くも膜下出血の再発防止のための手術は、脳動脈瘤の再破裂を予防するものです。開頭して行う外科的治療と、開頭しないで行う血管内治療の二通りがあります。

●外科的治療（クリッピング手術）（図4―4）

全身麻酔をかけてから、頭蓋骨の一部に窓をあけます。脳の表面は、くも膜下出血のため、赤く腫れ気味になっているので脳を圧排したりしないように守りながら、手術顕微鏡を通して見ながら、丁寧に脳と脳の間を分けて入っていきます。血液の塊の中に埋もれているコブ（脳動脈瘤）を破裂させないように丁寧に露出させます。コブの先端は非常に出血しやすくなっているので、その根元の部分

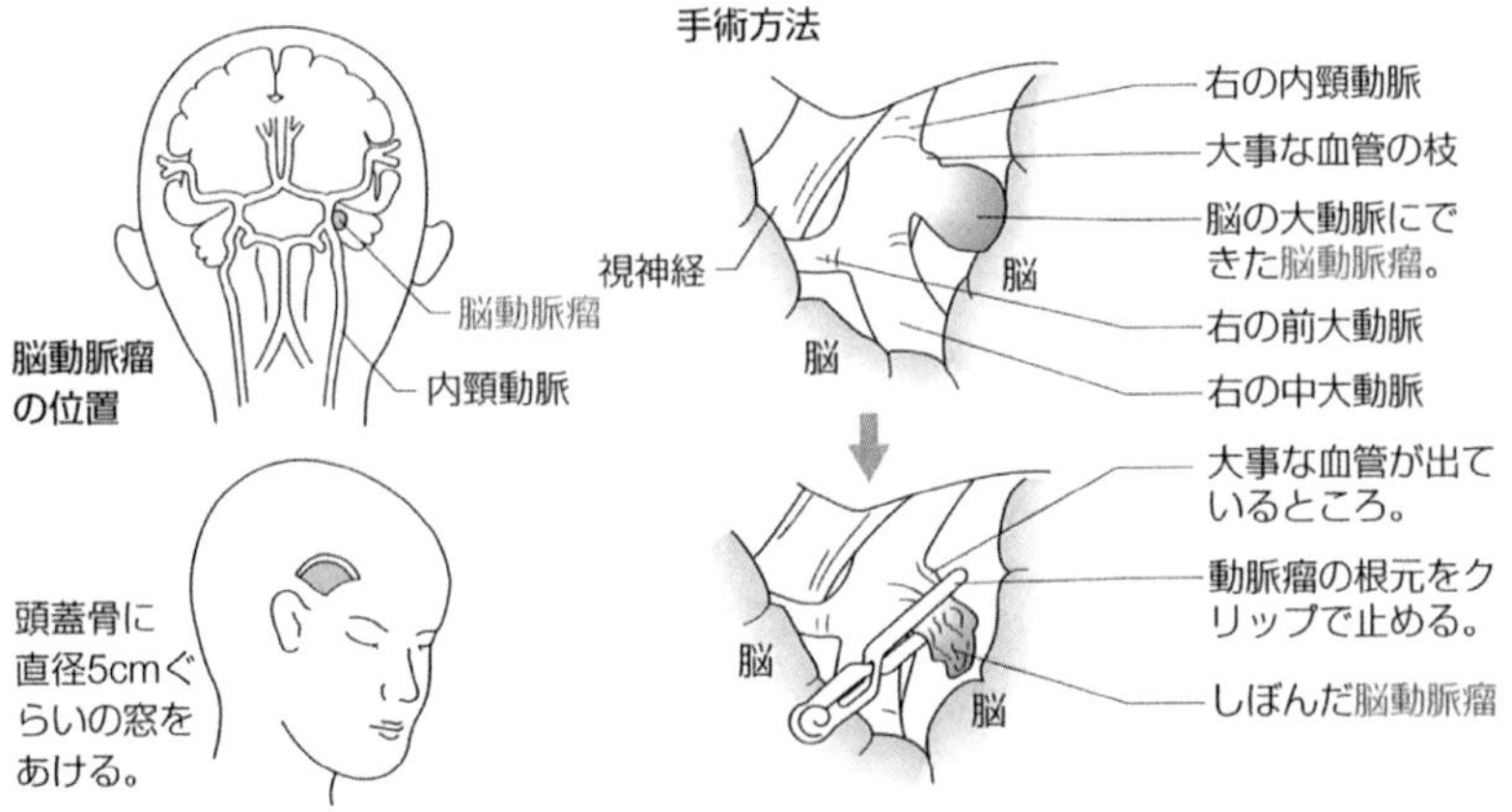
手術方法
右の内頸動脈
大事な血管の枝
脳の大動脈にできた脳動脈瘤。
視神経
脳
脳
右の前大動脈
右の中大動脈
脳動脈瘤
内頸動脈
脳動脈瘤の位置
大事な血管が出ているところ。
動脈瘤の根元をクリップで止める。
しぼんだ脳動脈瘤
脳
脳
頭蓋骨に直径5cmぐらいの窓をあける。

●図4-4　脳動脈瘤クリッピング手術

（ここをネックといいます）を、小さな金属製のクリップで、挟んで閉じます。これをネッククリッピングといいます。この瞬間に血液が脳動脈瘤に流れ込まないようになり、再破裂の危険がなくなります。

目で見ながら手術を行うので、確実に脳動脈瘤の破裂を防ぐことができますが、脳動脈瘤の形、大きさ、出ている血管との関係は脳動脈瘤ごとに異なっていて、簡単にクリッピングできるものから、いろいろ工夫しながら、複数のクリップを使って、大事な血管を犠牲にせずに確実にクリッピングしなければならないものまであります。

この手術に用いられるクリップはチタンなどの特殊合金です。以前は磁気に反応する金属が用いられていたため、この手術を受けた人はＭＲ検査を受けることができませんでしたが、現在ではこのような心配はありません。このクリッ

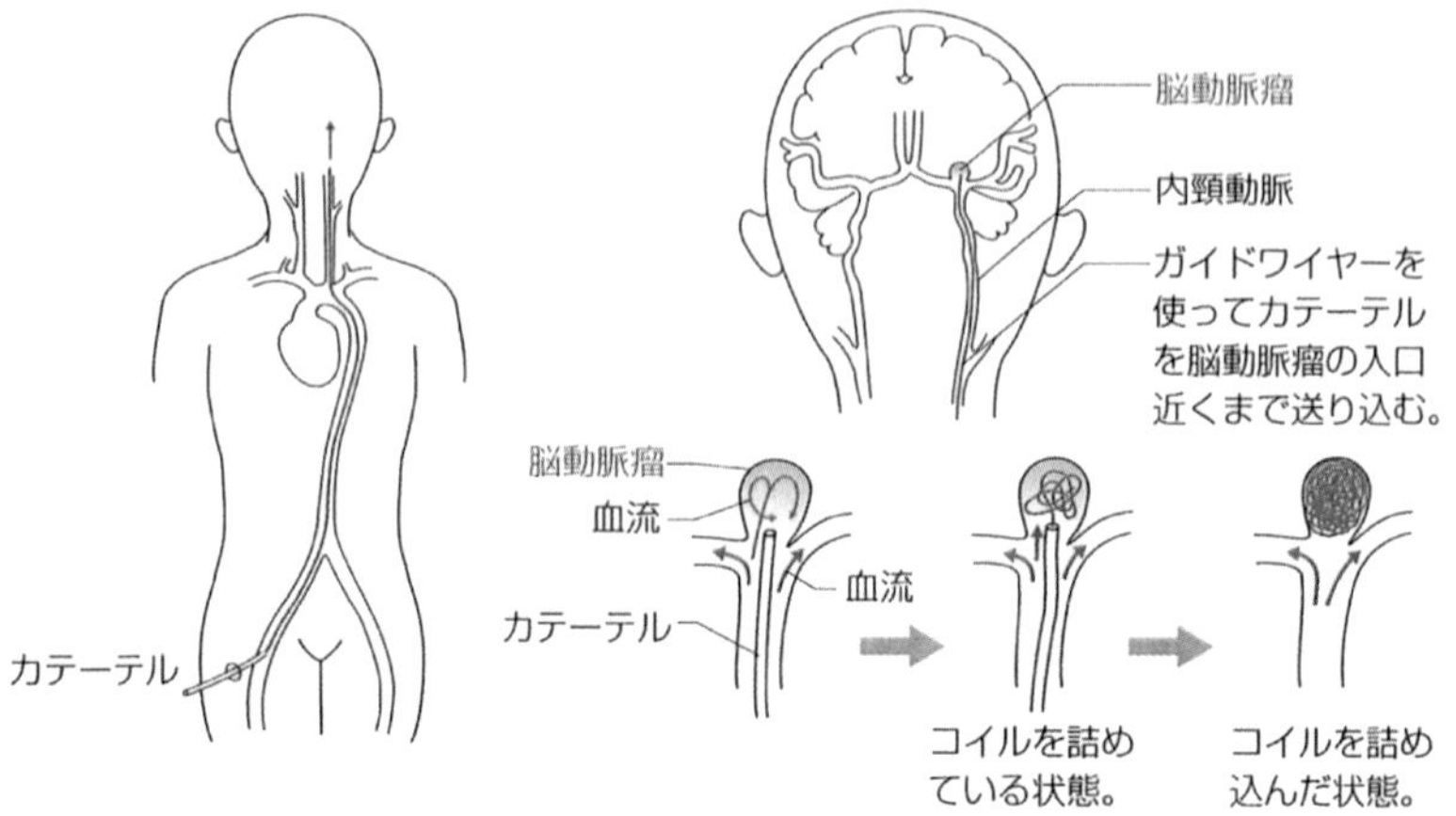
脳動脈瘤
内頸動脈
ガイドワイヤーを
使ってカテーテル
を脳動脈瘤の入口
近くまで送り込む。
脳動脈瘤
血流
血流
カテーテル
カテーテル
コイルを詰め
ている状態。
コイルを詰め
込んだ状態。

●図4-5　コイル塞栓術

プは術後もそのまま残しておきますが、問題はありません。

●血管内治療（コイル塞栓《そくせん》術）（図4―5）

脳動脈瘤を処理するもう一つの方法は、血管内手術と呼ばれるものです。これは手術といいますが、頭の骨を開けて行うものではなく、局所麻酔をかけてから、足（下肢）の付け根からカテーテル（管）を血管の中に送り込み、X線画像を見ながらカテーテルを脳動脈瘤の入り口近くまで送り込み、そこから細くて柔らかいプラチナ製のコイルを出して脳動脈瘤の中に詰め込んで瘤を閉塞してしまう方法です。

こうすることによって、脳動脈瘤の内部に血液が入らなくなり、破裂の危険性を非常に少なくすることができます。

クリッピング手術と異なり、完全に遮断するのではないので、一部では再び大きくなることもあるので、術後も、経過を見ていく必要があります。

この手術は血管の中で操作しなければならないため、血管を傷つけたり、血栓を飛ばさないようにしなければならないなど、細かな配慮のもとでのみ可能となります。

脳動脈瘤の入り口が広いもの、大きいコブで中に血栓があるもの、コブと一緒に大事な血管をふさぐ可能性のあるものなどでは不可能ですし、万一、出血したような場合は、直接手を出して止めることができないなどの問題もあります。

それでも、開頭手術に比べたら、体の負担は、はるかに少ないので、血管内手術での治療を望む人が多く、急速に血管内手術症例が増えてきています。

出血後、経過してから発症する合併症状

●脳血管攣縮《のうけっかんれんしゅく》

くも膜下出血後、四、五日〜二週間頃までに、脳の動脈が縮んで細くなってきて、血の流れが悪くなり、脳梗塞を発症することがあります。出血して血管の外に出た血液が動脈の周りをうめつくしたようになり、この血液（血球）が壊れて、その成分が出てきて動脈を刺激し、動脈に変化が起きて縮んできてしまいます。これを脳血管攣縮といいます。これはくも膜下出血が強かった部分で強く起こ

りますが、離れた反対側にも起こることがあります。

脳血管攣縮は、くも膜下出血を起こした患者さんの約七〇％で起きていますが、強く起こって症状を出したり、あとで脳梗塞を起こしたりするのは約三〇％です。以前からこの予防法や治療法がいろいろ工夫され、最近では、さらに減少してきていますが、今なお大きな問題です。

●くも膜下出血で起こる「正常圧水頭症」

くも膜下出血後に起こる水頭症は、「正常圧水頭症」といい、脳出血で起こる「急性水頭症」とは異なります。

くも膜下出血後、一～二か月ぐらいしてから生じてきて、状態を悪化させるものに水頭症があり、約一〇―三〇％の例で見られます。脳出血で脳脊髄液（髄液）の流れが障害されて起きてくる水頭症は、脳室の中の圧が高くなっていることが普通ですが、ここで見られる水頭症は、圧が本来の圧に比べて高くないため、「正常圧水頭症」といわれます。

正常圧水頭症になると、認知障害や歩行障害、尿失禁などの症状が起こりこれを三徴候と言います。

こうした症状は、たまっている髄液を抜き取れば改善できます。

そのためには、髄液はずっとつくられ続けているので、髄液腔から髄液を他へ流す道をつくる「シ

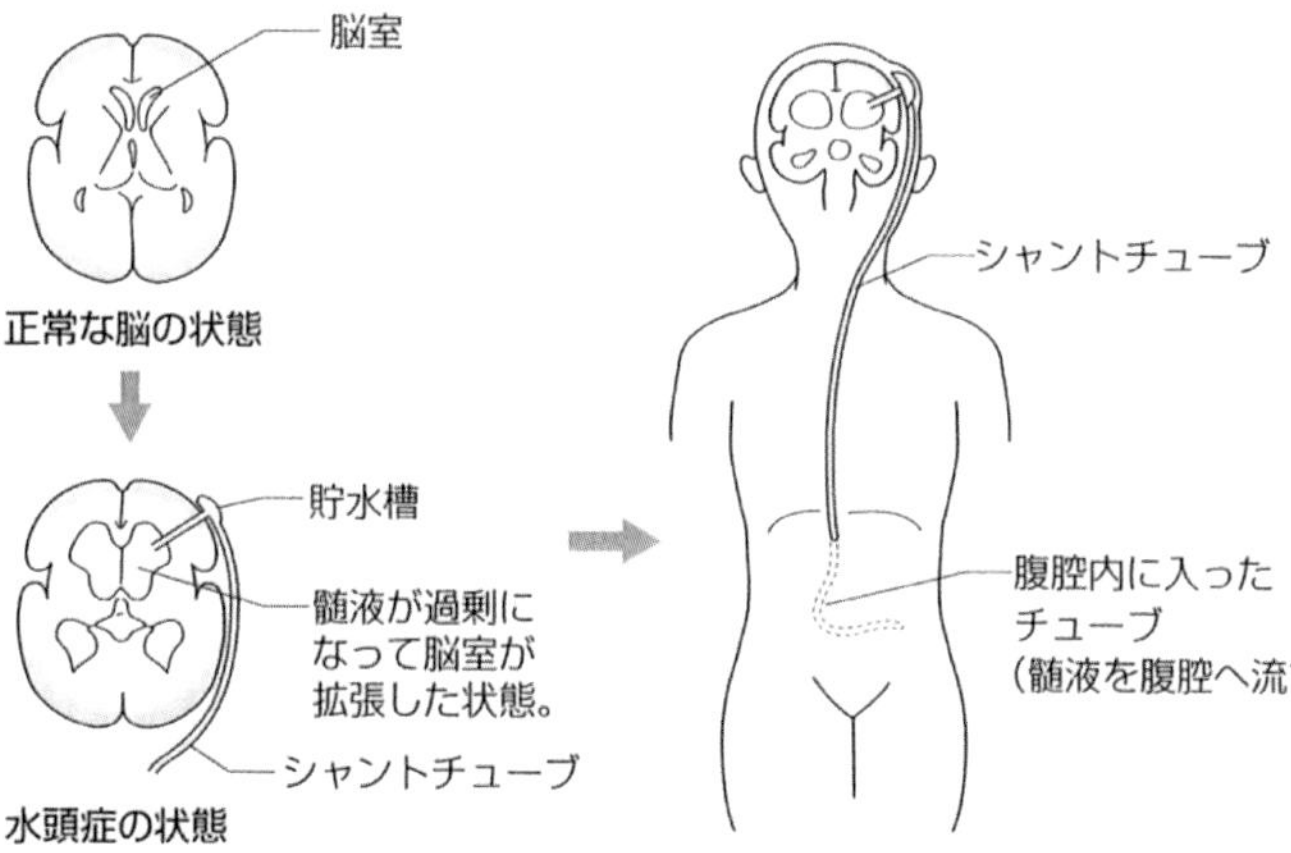
脳室
正常な脳の状態
貯水槽
髄液が過剰になって脳室が拡張した状態。
シャントチューブ
水頭症の状態
シャントチューブ
腹腔内に入ったチューブ
(髄液を腹腔へ流す)

●図4-6　正常圧水頭症の治療法のシャント術

ャント術」が行われています。二つの方法があり①脳室・腹腔シャント術（ＶＰシャント術）は脳室内と腹腔内をチューブでつなぎます。チューブは皮下を通り、髄液は腹腔内で吸収されます（図４―６）。②腰椎くも膜下腔・腹腔シャント術（ＬＰシャント術）は最近増えてきている手術方法ですが、それぞれ一長一短があります。ともに間のチューブは皮下を通り、髄液は腹腔内で吸収されます。

5章　脳卒中の検査法

脳の検査法の進歩は目覚ましく、複雑な脳の構造や血管の状態を患者さんに苦痛を与えることなく見ることができ、病気の診断、状態の把握、治療効果の観察に必須のものです。CT検査はとくに脳出血、くも膜下出血の診断に威力を発揮し、MRI検査は脳梗塞の診断、とくに発症直後から診断可能であり、MRA検査では血管の閉塞や狭窄、脳動脈瘤などの診断が容易に行えます。3D-CTA検査は血管を立体的に見ることができて有用です。脳血管撮影は血管のもっとも詳しい情報が連続的に見られますし、血管内治療はすべてこの手技を用いて行います。SPECTやPETは脳の部位ごとの血流量を見られますし、超音波検査は、鮮明な動的画像が得られ頸動脈の検査に必須です。

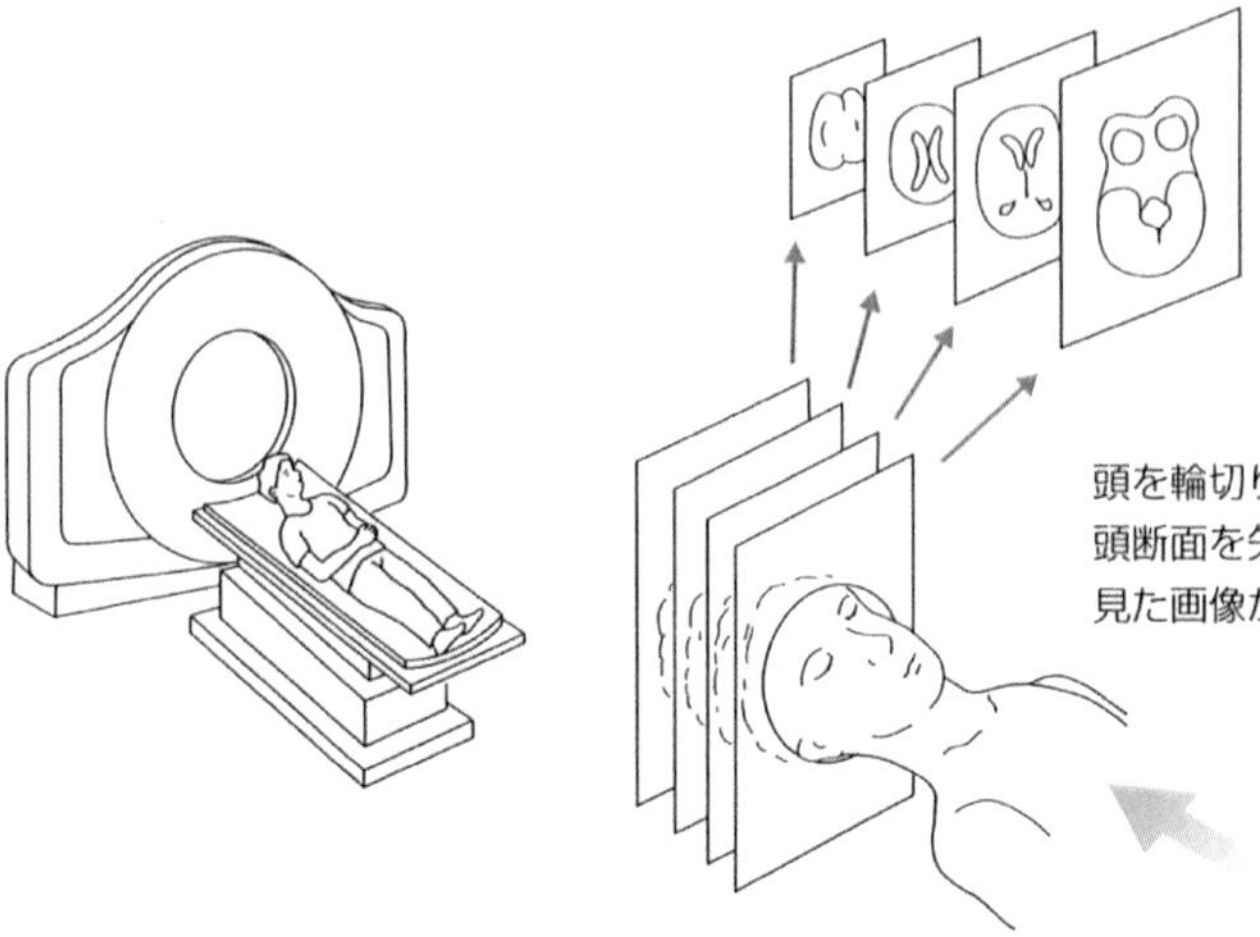
頭を輪切りにした断層の
頭断面を矢印のほうから
見た画像が得られます。
●図5-1　CT検査

どんな検査法があるの？

あらためて脳卒中の診断をするうえで、主な有効な検査法を紹介しましょう。

CT検査

正確にはX線CT検査（X線コンピュータ断層撮影）といいます（図5―1）。体を輪切りにするように周囲からぐるりとX線を照射し、体内の部位によるX線透過率が異なることを利用して断面画像を映し出します。X線を吸収しやすい骨は白く映り、吸収しにくい脳脊髄液や梗塞部は黒く映ります。水平断面の間隔は普通五〜一〇㎜です。頭部の撮影だけであれば数分で終了します。X線を使って画像化しますが、一回における被曝線量はごくわずかで、一週間連日撮っても、人体に影響する量はごく少ない量です。

造影剤を点滴で入れながら行う造影CT検査では、血管が多いところが見やすくなり、脳動静脈奇形はわかりやすくなり、脳動脈瘤も大きいときには、はっきり見えるようになります。

しかし、脳の底部には厚い骨があるため、脳幹や小脳に病変が起きた場合は、画像の乱れで判別しにくい欠点があります。

CT検査でわかるのは、出血、梗塞、腫瘍《しゅよう》などで、CT検査は脳卒中の疑いがある場合にはほとんどの例で行われる検査です。脳出血の診断は容易にできますし、くも膜下出血の診断も容易にでき、もっとも適している検査法です（図4―3）。脳出血は脳内の白い陰影、くも膜下出血は脳の表面に広がる白い陰影として区別できます。出血が少なくても発症直後から確認できることが特徴です。

脳梗塞では、発症して一二～二四時間ほどたたないとCTの画像に異常が現れません。

したがって、明らかに脳卒中発作が起きたと思われる症状がある場合で、CT検査で病変部が映らないときは、脳梗塞の疑いが強くなります。

急性期の検査のときには、気管カニューレ、モニターなどの医療用金属が頭の近くにあるので、MRI検査は行いにくいのですが、CT検査は可能です。

ＭＲＩ検査

磁気共鳴診断装置のことです。放射線は使わずに、磁気を脳に当ててコンピュータで画像化します。ＣＴ検査に比べ、脳の構造や病巣の様子、性質までもがより詳しくわかります。ＣＴ検査で画像が乱れる小脳や脳幹部もきれいに見えます。

ＣＴ検査ではよくわからないような脳梗塞も詳しくわかり、脳梗塞の範囲や性質を詳しく診ることができます。ＭＲＩ検査の一拡散強調画像（ＤＷＩ）」と呼ばれる撮影法では、発症直後から脳梗塞に陥った領域を映し出すことができ、これによって脳梗塞の有無、位置、大きさを早く知ることができます。しかし、くも膜下出血は、ＣＴ検査よりわかりにくいという欠点があります。また、骨は映らないので、骨の変化は見えません。

磁場の中で撮影する（磁石の中で撮影するようなもの）ので、金属があったり、ペースメーカーがある場合には使用できません。クリップやコイルは材質が改善され使えるようになってきていますが、画像が乱れやすく注意が必要です。

ＭＲＩ検査は、縦、横、斜めなどあらゆる角度から断面画像を映し出すことができるため、立体画像も容易に得られますし、画像を回転させて見ることもできます。

手を握ったり、音楽を聴いたりなどしたとき、脳のどこが刺激されているかを見ることもできます（機能的ＭＲＩ：ｆ－ＭＲＩ（注４））。また、神経線維束（錐体路、視放線など）の走行を立体的に描ける拡散テンソル画像・トラクトグラフィーなどの機能が次々と拡大しています。

（注４）核磁気共鳴現象を利用して、動きや発語などの刺激に対して脳のどの部分が活発に反応しているかを画像化できる方法

ＭＲＡ検査

ＭＲＩ検査と同じ磁気共鳴診断装置で行います。造影剤を使わずに、磁気を脳に当ててコンピュータで画像化し、血管だけを鮮明な画像として見ることができます（図５－２）。ＭＲＡはＭＲを用いた「血管撮影法」という意味です。

ＣＴ検査と異なり、頭蓋骨の中の血管も見られるので、血管が頭の中に入ってくる部分も含め全走行が見られます。立体画像も、回転画像も得られます。脳ドックでは基本的に行う検査の一つになっています。

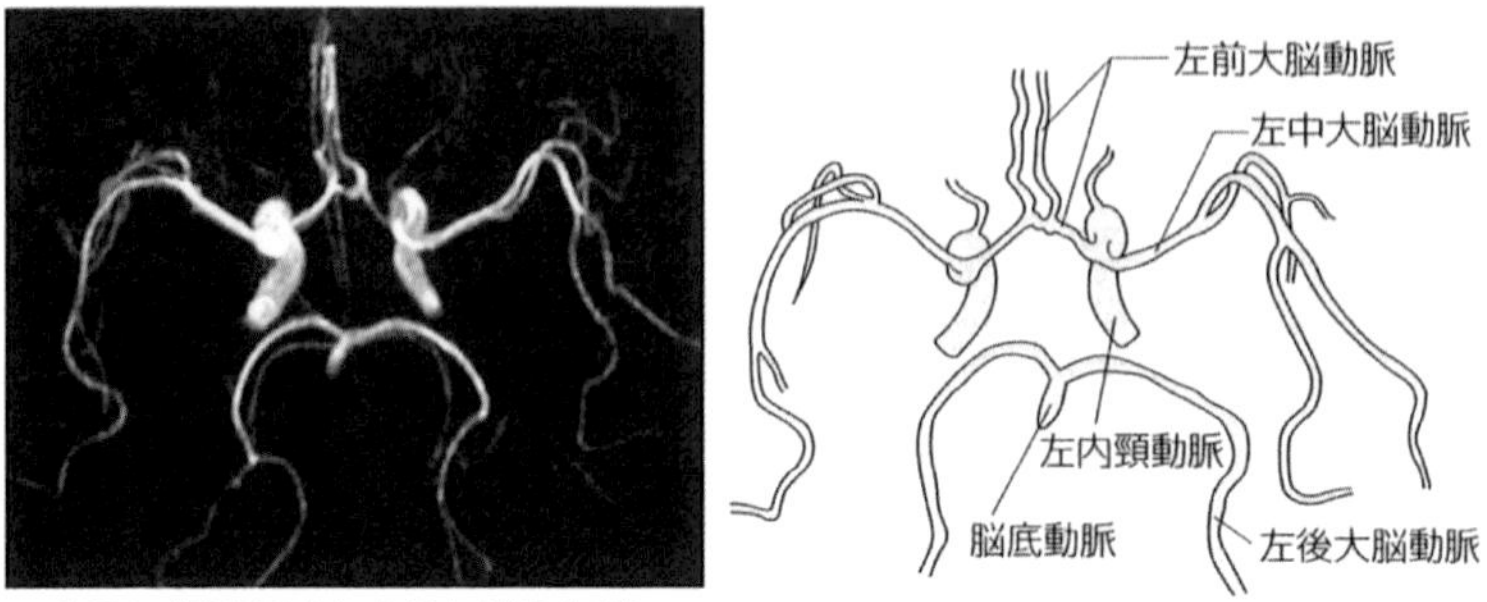
左前大脳動脈
左中大脳動脈
左内頸動脈
脳底動脈
左後大脳動脈
MRA（頭の下方から見た脳の血管）

●図5-2　MRA 検査

ＭＲＩ検査もＭＲＡ検査も造影剤を使わずに検査は出来ますが、より鮮明な画像や病巣の性状を鑑別したりするのに造影剤を使うことも有ります。

磁場の中で撮影するので、ＭＲＩ検査もＭＲＡ検査も、金属を使っているものがあると画像が乱れてしまうので使用できないのが欠点です。

3D-CTA検査（三次元CTA検査）

点滴で造影剤を入れながらＣＴ検査をし、脳の血管や、頸部の実物の血管を見るような立体画像を得ることができます。このためには、一度に多数の断面の情報を得られる装置（マルチスライスＣＴ）が必要です。脳動脈瘤と血管の関係、脳動静脈奇形、脳血管の狭窄や閉塞など、実際の血管を見るような感じの立体画像を得ることができます。

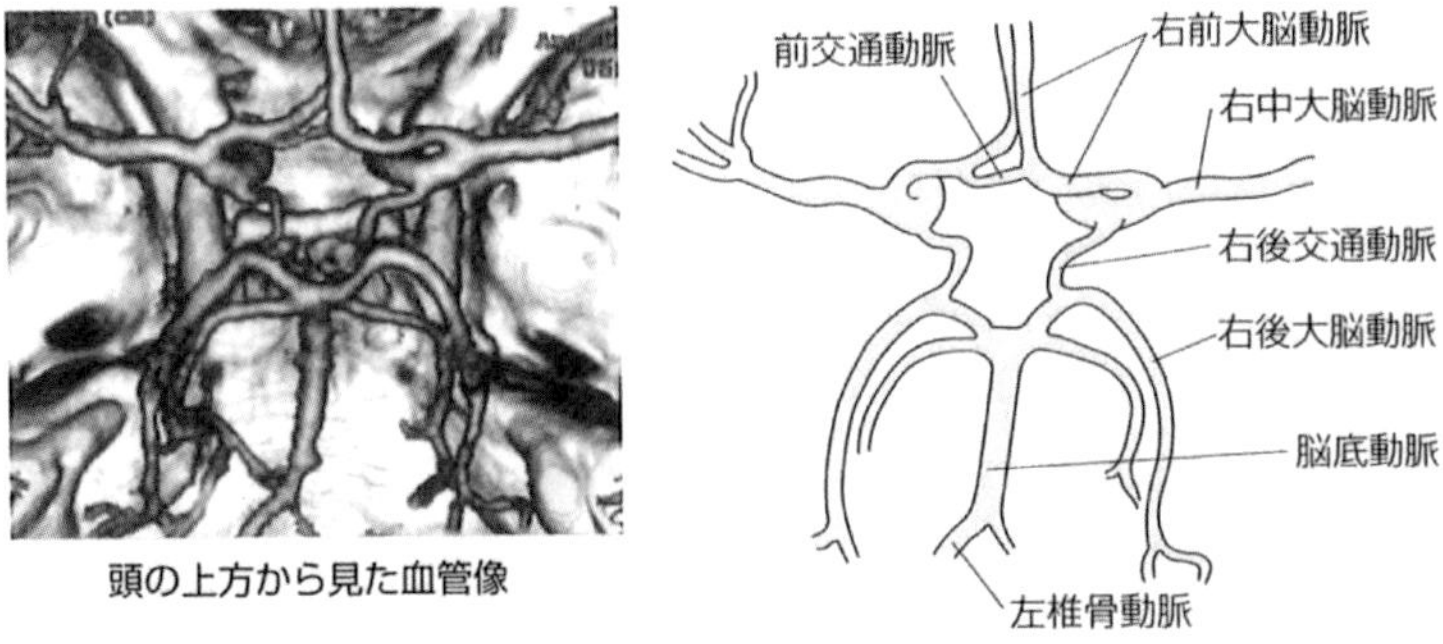
前交通動脈
右前大脳動脈
右中大脳動脈
右後交通動脈
右後大脳動脈
脳底動脈
左椎骨動脈
頭の上方から見た血管像

●図5-3　3D-CTA 検査（三次元 CTA 検査）

脳動脈瘤が疑われたときに行うと、この画像だけで、以前は必須だった脳血管撮影をせずに手術を行うことが増えてきています（図５―３）。

脳血管撮影

脳血管や頸部の血管をかなり詳細なところまで描出できる方法で、ＣＴやＭＲＩよりずっと以前から用いてきた検査方法です。頸動脈とか椎骨動脈を一本ずつ選択して撮影できますので、その領域の血管全体を時間経過を追いながら、動脈から静脈まで見ることができます（図５―４）。

脳動脈瘤の場合、周囲との血管の関係をいろいろな角度から見ることができますし、脳動静脈奇形の場合も動脈から静脈まで血液の流れ方を細かく知ることができます。血管の狭窄や閉塞もきれいに見えます。脳梗塞のとき、狭窄・閉塞部位や程度だけでなく、

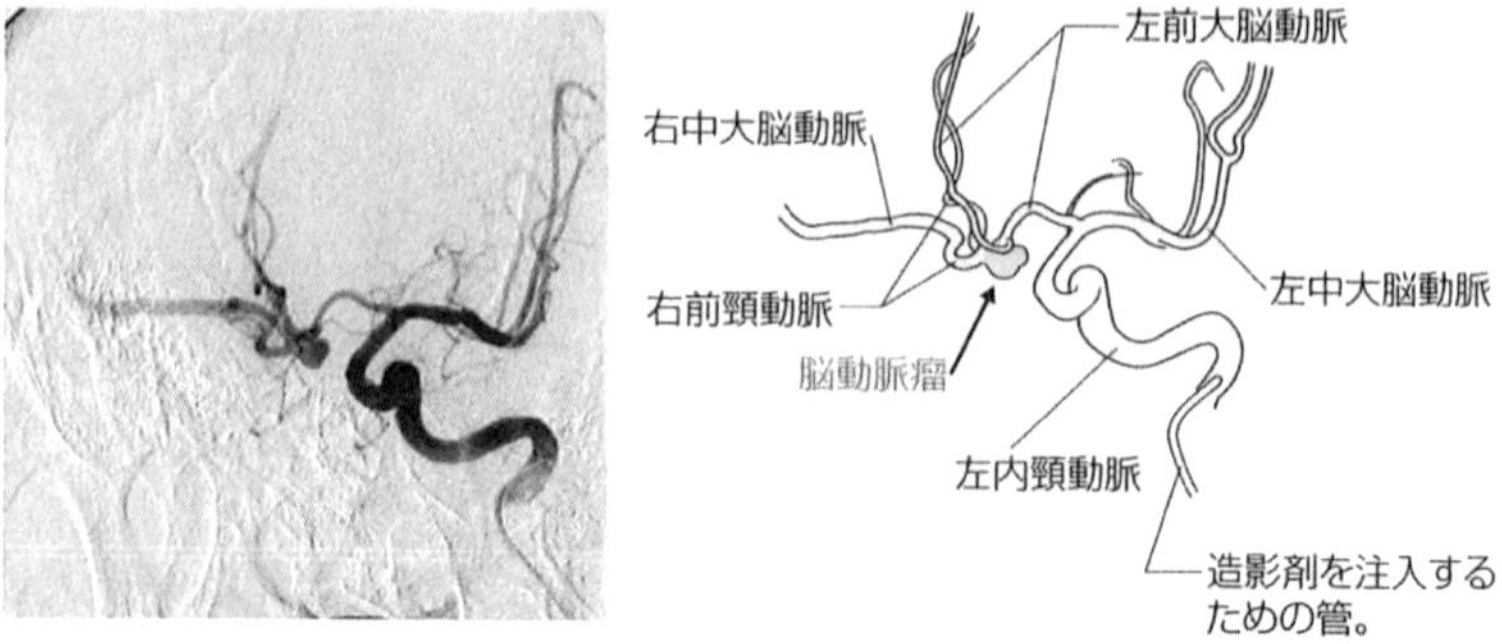
左前大脳動脈
右中大脳動脈
右前頸動脈
脳動脈瘤
左中大脳動脈
左内頸動脈
造影剤を注入するための管。
●図5-4　脳血管撮影正面像：脳動脈瘤が認められる

周囲の血管から血流が来ているのを知ることもできます。脳の血管と頭蓋骨の外の血管との関係も容易に見ることができます。

画像を得るためには下肢の付け根からカテーテル（管）を血管に入れ、脳にいく血管の根元まで送り込んで、造影剤（ヨードを使った薬）を点滴で入れる必要があります。血管内での操作ですから、血管壁の動脈硬化巣の一部をはがしてしまったりする可能性もありますので、操作の間に、血栓や動脈硬化の壁の一部を流してしまわないように注意することが必要です。

SPECT（スペクト）検査（脳血流シンチグラフィー検査）

シングルフォトン断層撮影法のことで微量な放射線を発するラジオアイソトープ（放射性同位元素）を付けた薬剤を静脈注射で投与し、脳への取り込みの量を指標にして、脳の部分ごとの血流量の分布を画像として見えるようにしたものです。

脳の血管が詰まったときや、狭くなって細くなっているときには、脳のどの範囲が、どの程度血流が少なくなっているかということが画像でわかります。また、血管を広げる薬を投与することで、血管が広がって血流を増やす能力がどの程度残されているかがわかります。

血が流れなくなった人に、血流を増やす手術（血行再建術（図2―12））をすべきかどうかの判断をするときの大事な検査法になっています。

PET（ペット）検査

陽電子（ポジトロン）放射線断層撮影法のことで、SPECTと同じように微量な放射線を発するラジオアイソトープを付けた薬剤を静脈注射で投与し、脳への取り込みの量を指標にして、その脳の断面における分布を画像にするものです。いろいろな異なる種類のラジオアイソトープを使い、脳の血流だけでなく、脳の代謝に関係する情報を得られます。

脳卒中のほか、アルツハイマー病などの認知症、てんかん、脳腫瘍の診断や病態解明にも使われています。

いろいろなアイソトープをつくるサイクロトロン（注5）を用意しなければならず、限られた施設でしか行われていません。

（注5）ＰＥＴ検査に用いる放射性物質はいずれも半減期が短いので、すぐ使えるように病院内で製造する必要がある。このためには原子核反応を起こさせる高エネルギーが必要で、このエネルギーをつくり出す加速装置。

超音波検査（エコー）

超音波は体への負担がなく、何度でも繰り返して、簡便に血管の形や性状を見たり、血流の状態を見ることができるもので、動きを観察することも、血管の構造を詳しく見ることもできます。脳卒中の診断では二つの方法で超音波検査が行われています。

一つは頸部の皮膚に超音波プローブを当てて、頸動脈の形、血管の壁の状態、血流の状態などを刻々に見ることができます。

頸動脈の動脈硬化による閉塞・狭窄が原因の脳梗塞の外科的治療に頸動脈内膜剥離術（図2―10）

か内視鏡的に頸動脈ステント留置術（図2―11）を行います。この手術の実施にも、経過を診るのにも極めて有用な方法で、必須の検査になっています。

もう一つは、頭蓋骨が薄い側頭部の皮膚の上に超音波プローブを当てて、頭蓋内の脳の血管の走行や血流の状態を見る方法で、経頭蓋的超音波検査（ＴＣＤ）といいます。脳の血管の血流の変化を動的に見ることができ、くも膜下出血後の血管攣縮《れんしゅく》の早期発見に有用ですし、血流の中を流れる微小血栓の動きを見ることもできます。

6章　脳卒中と間違えやすい脳の病気

　ここでは、脳出血やくも膜下出血を起こしやすい「脳動静脈奇形」と、脳梗塞、脳出血、くも膜下出血のどれも起こしやすい「もやもや病」について最初に説明します。脳動静脈奇形は、若い人の脳卒中を見たらまずこの病気を疑うといわれるように、三〇～四〇代に多い病気です。もやもや病は大人だけではなく子どもにも多い病気で、しかもこの両者で異なった特徴があります。頭痛は脳卒中で多く見られますが、頻度が非常に多くて、脳には異常がない機能性頭痛があります。ＣＴ検査などで容易に区別がつきますが、特徴を知っておくことは大事です。アルツハイマー病以降にあげた五つの疾患は、症状が脳卒中でもよく見られ、意識して鑑別が必要と思われるものです。

脳卒中を起こすほかの病気とそれ以外の脳の病気

脳梗塞や脳出血、くも膜下出血をきたす疾患には、ほかにもいろいろあります。その中でもとくに大事なものに、「脳動静脈奇形」と「もやもや病」という病気があります。また、脳卒中と似た症状を示すために鑑別で問題になる病気がありますので、その主なものを見てみましょう。

脳動静脈奇形

この病気は先天的な脳の血管の奇形です（図6―1）。

普通、心臓から出た動脈は脳にきてからしだいに細くなっていき、さらに細い毛細血管になって、組織に酸素やぶどう糖を渡し、炭酸ガスやいらなくなったものを運び出し、再びしだいに太い静脈になって心臓に戻ります。

ところが、脳にある脳動静脈奇形のところでは、この毛細血管の部分が欠損していて、動脈が直接静脈につながっています。細い血管を通らないので抵抗が少ないため血液が流れやすいので、周囲の脳からも血液を吸い込むようにしてこの部分の血流が増え、しかも血管の壁が薄くて弱い静脈に流れ

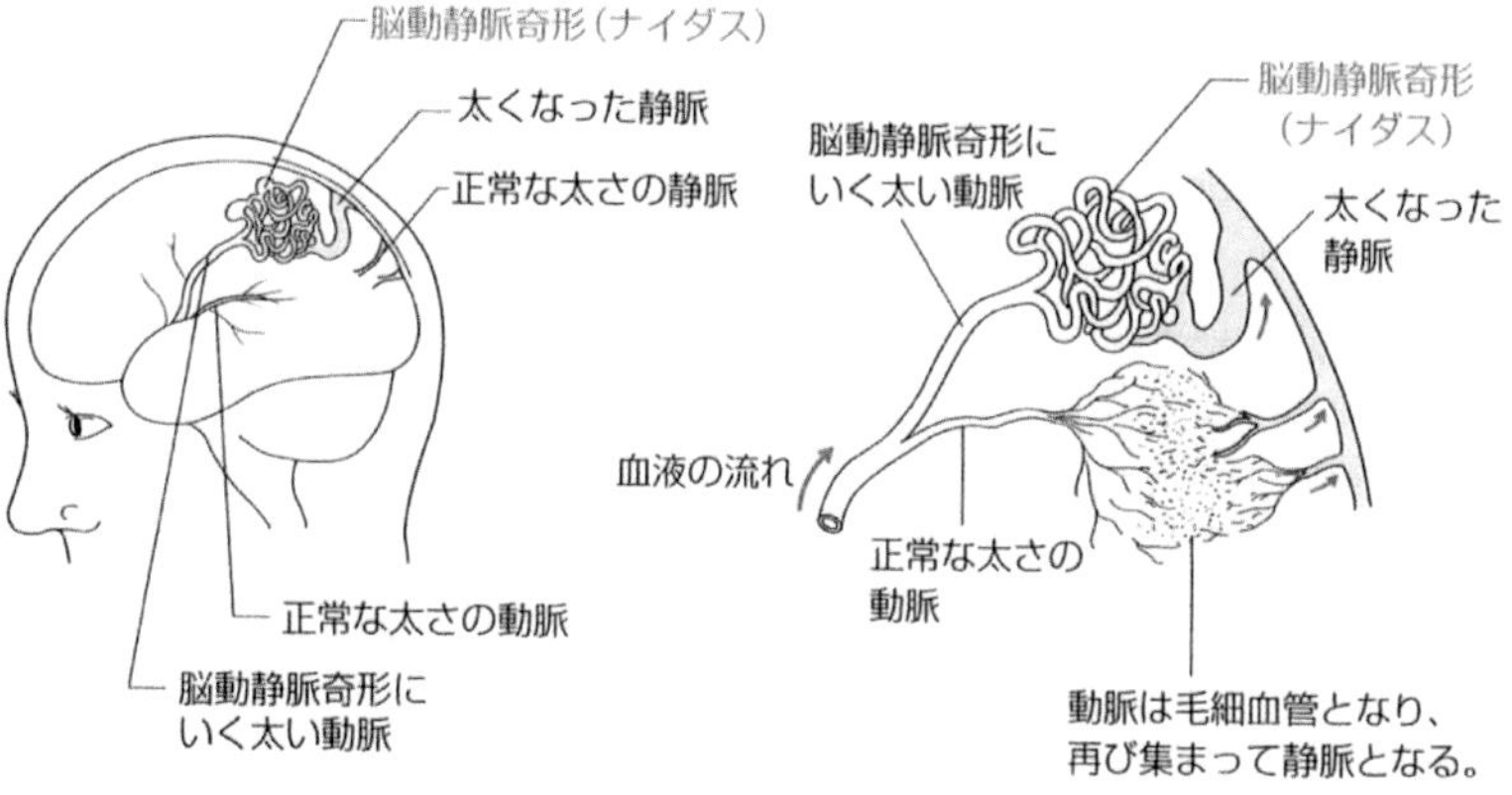
脳動静脈奇形（ナイダス）
太くなった静脈
正常な太さの静脈
正常な太さの動脈
脳動静脈奇形にいく太い動脈
脳動静脈奇形（ナイダス）
脳動静脈奇形にいく太い動脈
太くなった静脈
血液の流れ
正常な太さの動脈
動脈は毛細血管となり、再び集まって静脈となる。

●図6-1　脳動静脈奇形

込むので血管はしだいに太くなり蛇行してきます。こうして太い血管がとぐろを巻くような形で育って大きくなってきたものです。この異常な血管の塊を「ナイダス」といいます。ナイダス部の血管壁は、正常な血管に比べて薄くて弱いという特徴があります。さらにこの部分では動脈と静脈が直接つながっているために、血流が異常に早くなり、強い圧が血管の壁にかかりますので、破れると脳出血やくも膜下出血を起こします。また破けなくても、周囲の脳の血が脳動静脈奇形に吸い取られる（盗血現象といいます）ようになっているので、周囲の脳が刺激され、てんかん発作を引き起こしたり、脳の機能が低下したりします。大きさも、できる場所もまちまちです。

脳出血や、くも膜下出血で発見されることが約七〇％を占めます。病変の部位や程度によって出血したときの症状は異なりますが、意識障害、言語障害、片マヒなどが現れます。

検査や治療は、一般の脳出血や、くも膜下出血に準じて行われます。

残りの約三〇％は、てんかん発作や手足のマヒで発症します。三〇〜四〇代を中心に発症し、この若い年代では、脳出血あるいはくも膜下出血があれば、脳動脈瘤によるものより脳動静脈奇形を疑います。大きな脳内血腫をつくることもありますが、脳動脈瘤の破裂によるものより症状が軽い傾向があります。これは出血の勢いが脳動脈瘤より弱いためと考えられます。

脳動静脈奇形からの出血の頻度は脳動脈瘤より少なく、年に約二〜五％で、しかも出血したときに致命的となる可能性は低いので、抗てんかん薬を飲み、血圧や生活上の注意をしながら見ていくこともあります。しかし、出血したり、てんかん発作が止まりにくかったりする場合は積極的に治療します。

●脳動静脈奇形の診断と治療法

診断はＣＴ検査、ＭＲＩ検査で脳動静脈奇形の診断はほぼできますが、頭部ＭＲＡ検査や３Ｄ‐ＣＴＡ検査で確定診断ができます。治療のため、より細かく血の流れ方などを明らかにし、周囲の血管との関係などを知るためには、脳血管撮影が大変有用です。

治療法は、開頭手術をして異常血管全体を摘出する摘出術、血管の中に塞栓物質を送り込んで詰めてしまう血管内手術、さらに周囲の脳を守りながら病巣に集中的に放射線を照射する定位的放射線療法（注6）があり、病巣の状態や大きさ、位置などによって治療法を選びます。摘出術がもっとも確実ですが、大きさや部位によっては危険なこともあるので、十分に検討して決めます。病巣の大きさや位置、形を見て、合併症をほとんど出さずに摘出できると考えられる場合は、頭蓋骨に窓をあけ、脳動静脈奇形の異常な血管を摘出します。脳動脈瘤と異なり、広い範囲で異常な血管群が脳の中に埋まっているのを丁寧に周囲から掘り起こすようにして切除するので、合併症を引き起こさないように慎重に摘出しなければなりませんが、完治させることができます。血管内からの塞栓術だけで治すことは困難です。手術と組み合わせて、その前処置として、塞栓術を行い、血流を減らしておいて手術をすることもあります。

脳動静脈奇形の形や位置や広がりによっては、完全な摘出は困難ですし、また体の負担が大きい手術となり、合併症を引き起こす可能性を否定できないと考える場合には、現在は放射線治療を行うことが多くなってきています。

（注6）治療の対象とする病巣に対し、放射線を集中的に照射して治療を行う放射線治療の一種。

この方法にはガンマナイフやサイバーナイフがある。

もやもや病

脳梗塞を起こしたり、脳出血を起こすものに「もやもや病」があります（図6―2）。これは両側の内頸動脈の最後の部分で二本（前大脳動脈と中大脳動脈）に分かれるところを中心に、血管の壁が厚くなって詰まってしまう病気です。徐々に細くなってくるので、閉じる血管の代わりに、周りの細かな血管（穿通動脈など）が太くなり、何とか脳の機能を保っている状態になっています。激しく動いたり、過呼吸をしたり、血圧が下がったりすると血流が不足して脳梗塞を起こしたり、細い血管が太くなって負担がかかりすぎて出血し、脳出血やくも膜下出血などを起こします。血管の閉塞がなぜ生じるのかは明らかではありません。

脳血管撮影で血管を見ると、この太くなった血管群が蛇行しながら走行しているのが、ちょうどタバコの煙がゆらゆらと上がっていくのに似ているということで、「もやもや病」と名付けられました。

この病気は子どもと大人の両方に多く、子どもでは脳梗塞になりやすく、大人では脳出血で発症する傾向があります。もやもや病が多いのは一〇歳以下の子どもと、三〇～四〇代の成人です。

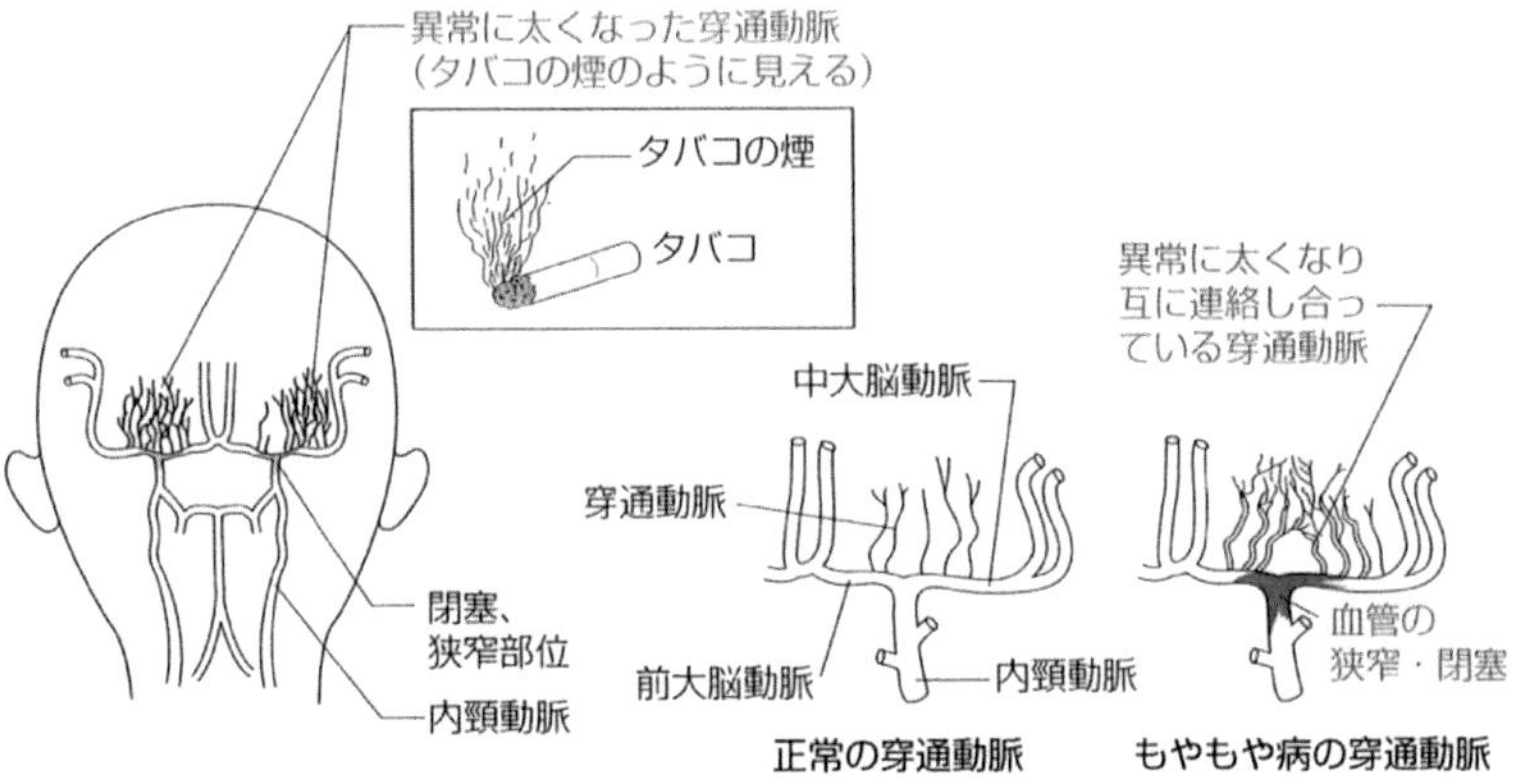
異常に太くなった穿通動脈
（タバコの煙のように見える）
タバコの煙
タバコ
閉塞、
狭窄部位
内頸動脈
中大脳動脈
穿通動脈
前大脳動脈
内頸動脈
正常の穿通動脈
異常に太くなり
互に連絡し合っ
ている穿通動脈
血管の
狭窄・閉塞
もやもや病の穿通動脈

●図6-2　もやもや病の血管の様子

○子どものもやもや病

子どもの脳卒中の約四〇％は、もやもや病であると考えられています。ほとんどの場合、過呼吸を引き金にして脳の虚血発作（一過性脳虚血発作）が誘発されます。多いのは、大泣きした後、大声で歌った後、熱い食べ物を吹いて冷ましながら食べるとき、全力疾走したり、笛やハーモニカを吹いたあとなど、過呼吸をしたときです。激しく何度も呼吸すると血液の中の炭酸ガス濃度が減って、脳の血管が縮むからです。意識が遠くなり、手足が動かしにくくなったり、しびれたりします。さらに頭痛がしたり、マヒを起こしたりもします。ほとんどの場合、数分から三〇分程度で症状は消えてもとに戻りますが、発作を繰り返すと成長期の脳に悪影響を及ぼしたり、脳梗塞を起こしたりします。疑わしければ早目に受診してください。

○成人の場合

成人では虚血症状で始まるより、異常に拡張した〝もやもや血管〟から出血し、脳出血やくも膜下出血を起こすほうがずっと多く見られます。出血部位により、頭痛や嘔吐とともに、意識障害や片マヒが現れます。女性に多いことも特徴的です。

●もやもや病の診断と治療法

診断は、もやもや病が疑われる場合は、ＣＴ検査やＭＲＩ検査、脳波の検査を行います。小児の場合はてんかんとの鑑別が大事です。診断の確定には脳血管撮影が大変有用ですが、現在では負担の少ないＭＲＩやＭＲＡでほとんど診断がつくようになっています。

もやもや病で発症した場合、急性期の治療は脳梗塞や脳出血、くも膜下出血のときと同様です。もやもや病の原因がわからないため、根本的な治療はありません。内科的治療としては虚血状態を改善するために、抗血小板薬、抗凝固薬、血管拡張薬などの投与が行われます。

外科的治療（手術）としては、常に不足している脳への血流量を補うための手術をして、血流を増やしたり、拡張している血管への負担を減らしたりします。血流を増やすための手術には、次の二つの方法があります。

○直接的血行再建術

閉塞部より先の血管に直接バイパスをつくって血流を増やす方法です。頭の皮膚の血管を露出し、これを脳の血管に吻合《ふんごう》する手術で、バイパス手術（頭の外の血管を頭の中の脳の血管に吻合するという意味で頭蓋外頭蓋内バイパス手術）といいます（第２章の図２―12）。

○間接的血行再建術

血流が少ない脳に、硬膜や皮膚の血管から血管を新生させ、誘導して血流を増やす手術法です。自然の力を利用した方法で、血管新生療法とも言います。これには、頭の皮膚の血管を露出して脳の表面に置き、そこから血流の少ない脳に新生血管を生やす手術法（ＥＤＡＳ）や、硬膜の血管を付けたままにして血液を保った状態で硬膜の一部を反転させて脳表に接触させ、そこから脳に、新しい血管を生やす手術法（ＲＤＰ）などがあります。

もやもや病は、厚生労働省によって特定疾患（難病）に指定されている病気です。長期にわたる療養を経済的な側面から支援するために、医療費の公的負担制度が実施されています。利用する場合は保健所へ申請するようになります。

頭痛

●「つらい頭痛」と「危険な頭痛」

危険ではないが大変な「つらい頭痛」と、重大な病気が隠れている「危険な頭痛」とがあります。脳卒中の際に、くも膜下出血では激しい頭痛があり、吐き気や嘔吐を伴うことが多く見られます。マヒや言語障害を伴ったりしないので、片頭痛などと間違うことがあります。

脳出血の場合も強い頭痛がきて嘔吐を伴うことがありますが、ほかにマヒや言語障害などを伴っていることが普通です。脳梗塞の場合も、ときには頭痛を伴いますが、激しいことはなく、ほかにマヒや言語障害などの症状を伴うことが普通です。

髄膜炎、緑内障、側頭動脈炎などでも頭痛が起こります。強い頭痛、持続する頭痛、マヒや言語障害、発熱を伴うような場合はすぐに受診する必要があります。

●つらい頭痛の原因と治療法

片頭痛、緊張型頭痛、群発頭痛などは脳に明らかな病巣がないので、機能性（または一次性）頭痛と呼ばれるもので、頭痛の大半を占めていますが、命には関係しない頭痛です。

○片頭痛

多くは頭部の片側が痛みますが、痛む場所が移動したり、両側が痛んだりもします。側頭部から前頭部にかけて多く見られ、拍動性（脈を打つような）の強い痛み、吐き気や嘔吐を伴うことが特徴です。何らかの原因で脳の血管の一部に攣縮《れんしゅく》（細く縮んでしまう）が起きると血流が悪くなり、このとき視野の一部にきらきらする星形のものが見えて拡大してきたり、まぶしかったりする前兆（閃輝暗点《せんきあんてん》）が約二〇％でみられます。その後、血管が拡張し、脈を打つような激しい痛みがきます。男性より女性に多く、高齢になると減ってきます。片頭痛を起こしやすい体質は遺伝することも多いようです。発作の誘因は生理、環境の変化、飲酒、ストレスなどによる刺激です。治療は薬物療法と生活改善です。

○緊張型頭痛

中高年に多い頭痛で、精神的ストレス、前かがみの姿勢、偏った上肢の使い方、運動不足などによる項部《こうぶ》（うなじ）・頸部《けいぶ》（首の部分）・肩・上背部の筋肉の緊張亢進《こうしん》（こり）が原因と考えられます。日中より夕方にかけて痛みが強くなります。頭が重い、締めつけられるように痛むのも特徴です。緊張型頭痛は後頭部や首の周りの筋肉が緊張し、過度に収縮することによって引き起こされます。生真面目な人、律儀な人、完全主義者、融通性のない人などに起こりやすい傾向があります。ストレッチなども含めた生活改善、薬物療法で治療します。

○群発頭痛

一日に一〜数回、突然激しい頭痛が数十分から数時間続きます。男性に多く見られます。頭痛は片側で起こり、「目の奥が焼けるような痛み」「目をえぐり出されるような痛み」などといわれるほどの激痛です。頭痛が群発するのは、多くは一〜二か月で、何か月か何年か後に、再び群発性の頭痛が起きるのを繰り返します。治療は薬物治療で、発作時には酸素吸入を行ったりします。

●重大な病気が隠れている頭痛

脳腫瘍、脳感染症、外傷などによって頭痛が起きることがあります。重大な脳の病気が原因となっている場合もあり、放置すると命にかかわることもあります。精密検査、場合によっては治療が必要になります。

アルツハイマー病

認知症の約六〇%を占めているのがアルツハイマー病です。アルツハイマー病では物忘れがひどくなり、人や場所や日にちなどがわからなくなったり、判断がしにくくなり、生活に支障をきたしてきます。さらに感情的に変化しやすく、興奮したり、幻覚や妄想が出たり、意欲がなく、落ち込んだりもしてきます。

アルツハイマー病は原因になる血管性障害などがないのに、脳の細胞そのものが機能を果たせなくなり、脱落消失することで発症します。アルツハイマー病も脳血管障害による認知症でも、記憶障害や認知障害は必ず現れる症状で「中核症状」といいます。二次的に現れる精神障害や行動障害を周辺症状といい、これには、徘徊《はいかい》（うろうろと歩き回ること）、幻覚、妄想、暴力行為、不潔行為、異食（食べられないものを口にする）などがあります。もちろんこれらがすべて現れるわけではありません。

脳血管障害による認知症が段階を追って進行するのに対し、アルツハイマー病では進行がとまることなく徐々に進んでいきます。発症の初期には物忘れの自覚がありますが、進行するとともに、病気であるという自覚がなくなっていきます。人格の変化も見られ、それまでの性格が尖鋭《せんえい》化したり、がらりと変わる場合もあります。

パーキンソン病

パーキンソン病は、脳幹からドーパミンという神経伝達物質（神経の刺激を伝える物質）の分泌が少なくなって起きる病気で、手足のこわばりが出てきて、歩行も動きもぎこちなくゆっくりになり、足が出にくく転倒しやすくなります（歩行障害）。勝手に手が震え、表情が少なくなり、言葉もスムースでなくなってきます（言語障害）。

パーキンソン病の原因は、体のバランスや運動をコントロールする脳幹の神経細胞が徐々に脱落していくことによります。その結果、大脳基底核のドーパミンが減少して、神経の間の刺激がうまく伝わらなくなりさまざまな症状が出るのですが、原因はわかっていません。

脳梗塞や脳出血のあと、同じように、体がこわばり、足が出にくくなって転倒しやすくなってきたり、手が震えてきたりすることがあり、パーキンソン病に似た症状を出す病気ということでパーキンソニズムといいます。

脳腫瘍

脳腫瘍が手足のマヒやしびれ、あるいは呂律《ろれつ》が回らない、ふらつきがあってうまく歩けない、物が二重に見えるなど、脳卒中と似た症状で発症することがあります。脳卒中のときに見られる症状に関係する脳の部分が、脳腫瘍で障害されたり、脳腫瘍やその周囲の脳のむくみ（脳浮腫）による圧迫で機能が障害されるからです。しかし、経過を見たり、症状全体を見ると、特徴に違いがあることが多いのですが、なかなか区別しにくいことがあり、画像診断も含めて鑑別することが大事です。

脳腫瘍の発生率は、人口一〇万人に対して約一二人です。成人の場合は悪性と良性がほぼ半々ですが、小児の場合は七五％が悪性です。悪性腫瘍は進行が早く、周囲の脳に入り込んでいき（浸潤《しんじゅん》）、全摘出は困難になります。良性腫瘍はゆっくり増大し、脳を圧迫していくので、多くの場合摘出が可能です。良性であっても進行すると脳を圧迫して命取りになりますから、早めに専門医を受診する必要があります。

脳炎・髄膜炎

脳炎や髄膜炎は脳に感染が起こり、激しい頭痛がきて、吐き気や嘔吐を伴います。脳に炎症が広まると、意識障害や興奮など脳の刺激症状が出ます。診察のとき項部硬直《こうぶこうちょく》（注7）という髄膜が刺激されているときに見られる症状の有無を確認しますが、これはくも膜下出血のときも髄膜炎のときも同様に見られます。

頭部ＣＴ検査で、くも膜下出血がないことを確かめ、髄液を調べてみれば脳炎・髄膜炎の診断が可能です。治療法が異なるので鑑別診断が大切です。

脳炎はウイルスが脳に達して炎症を起こす病気です。発熱、頭痛、嘔吐、めまいなどの症状が現れます。

脳炎の代表ともいえるものが日本脳炎です。現在では毎年一〇人以下の感染しか報告されていません。日本脳炎はコガタアカイエカに刺されることによって発症します。後遺症が残ることが多く、手足のマヒ、記憶障害などの症状が現れます。

ヘルペス脳炎は単純ヘルペスウイルスに感染することで発症します。発熱、項部硬直、ケイレン、意識障害、異常行動、幻視、記憶障害などさまざまな症状が出ます。症状が進行すると昏睡《こんすい》にいたり、死亡率も高くなります。

髄膜炎は、細菌やウイルスが髄膜（くも膜、軟膜）に感染して、髄液の中で増殖する病気です。病原体の種類によっては重大な後遺症が残ったり、死にいたるケースもあり、早期の受診が重要です。

髄膜炎は新生児や乳児に多く見られますが、成人でも発症することがあります。原因により、細菌性髄膜炎、無菌性髄膜炎（ウイルス性髄膜炎）に分けられます。

（注7）仰臥位の状態になっている患者の頭の下に置いた手で頭をすっと持ち上げると、項（うなじ）の筋肉が異常に緊張して突っぱる反射。

慢性硬膜下血腫

慢性硬膜下血腫はベッドから転落して頭を打ったり、ふらついて壁やタンスに頭をぶつけるといった、ごく日常的な軽い打撲から発症します。ほとんど記憶にもとどめていないほどの外傷がきっかけになることもあります。酔っぱらって転んだものの、転んだことを忘れてしまう程度で発症するケースもあります。出血がじわじわと硬膜下にたまり、頭部外傷後慢性期（通常一～二ヶ月後）に、頭痛、手足のマヒ、歩行障害、ケイレンなどの症状が現れます。硬膜下にたまった血液が脳を圧迫することによる神経症状です。

この病気は五〇～六〇代より高齢者に多く見られ、脳卒中、とくに脳梗塞と区別がつきにくかったり、反応も悪くなって認知症と間違えやすかったりします。

診断はＣＴ検査、頭部ＭＲＩ検査で容易に診断できます。頭蓋骨と脳の間に三日月形の血腫ができると、脳を圧迫して、脳そのものの形や位置も変わってきます。

治療は局所麻酔で頭蓋骨に小さな穴をあけ、硬膜を切開して血腫を生理的食塩水で洗い流します。

普通、血腫のあったところに数日間管（硬膜下ドレナージ）を留置して排泄します。

7章　脳卒中の後遺症と　リハビリテーション

脳卒中を起こした人の約六〇～七〇％は、何らかの後遺症を抱えて生活しています。発症直後には気づかれなかった後遺症が、意識の回復に伴いしだいに明らかになってきます。これらの後遺症について、なぜ症状が出ているのかを特徴を含めて説明します。次いで、その後の生活の質を左右するリハビリテーション（リハビリ）について述べます。リハビリで何よりも大切なことは本人がやる気を持ち続けることで、これを可能にし、効果的にするには、リハビリのスタッフとその取り組み、家族の協力が重要です。リハビリの流れに沿って、急性期、回復期、維持期のリハビリについてその実際と、大切な点について解説します。維持期には支援制度の活用も大事なことになります。

後遺症の種類

発症直後で意識障害が強く現れているときには、どのような後遺症が残るのかわかりませんが、しだいに意識が回復するにつれてさまざまな後遺症が現れてきます。

後遺症は一つだけ現れることは少なく、多くの場合、いくつかの障害が重なって現れます。急性期の重症度が高いほど、後遺症がいくつも重なりがちで、それぞれの症状も重くなる傾向にあります。

よく見られる後遺症には、次のようなものがあります。

脳卒中で起きやすい神経障害

脳卒中の後遺症で、よく起きるものに神経障害があります。主な神経障害は、運動障害、感覚障害、言語障害、嚥下《えんげ》障害、視野障害、排泄《はいせつ》障害などです。

●運動障害

もっとも多く見られる脳卒中の後遺症は運動障害です。現れる症状のほとんどが、右半身あるいは左半身の上肢と下肢の片マヒです。障害された脳が左側であれば、反対側の右の手足にマヒが現れます。

マヒの程度は脳の障害の程度に影響され、まったく動かないケースから、手足が重く筋肉が突っ張った感じがする程度のものまであります。

また、これとは反対に動かそうという意志はないのに、手足が勝手に動いてしまう不随意運動の後遺症が残る場合もあります。健康な側に力を入れるとマヒ側の手足が勝手に動くという現象もよく見られます。

また、小脳が損傷されると、ふらふらする、バランスが取れなくてうまく歩けない、めまいがする、といった運動失調があります。

中心溝（図1―5）のすぐ前（前頭葉の後部）にある運動野が障害されていると、その部位に応じて顔、上肢、下肢の運動の障害が残ります。その広がりや程度は、脳の障害に応じてまちまちです。運動の神経が脳から手足、顔にいく途中の内包や脳幹部の梗塞や出血により、その神経に関係した部分の運動障害が残ります。大脳での損傷によるものより、内包が障害されることによるもののほうが頻度としてはずっと多く見られます。これは脳出血が内包の近くで多いことが関係しています。内包では運動神経が密集しているので上下肢、顔面がいっしょに障害されやすいからともいえます。

●**感覚障害**

感覚をつかさどる神経は、刺激が伝わる方向は運動神経とは逆になりますが、運動をつかさどる神経とほぼ同じ経路で走行しています。そのため、運動障害が起きると同時に感覚障害も起きがちです。手足がしびれたり、物に触れても感覚が鈍くなったり、熱いものや冷たいものに対する反応が鈍くなったりします。このため、寝たきりの状態では、血行不良によって床ずれができても、重症になるまで気づかないことがあります。

中心溝のすぐ後方（頭頂葉の前部）にある感覚野が障害されていると、その部位に応じて顔、上肢、下肢の感覚の障害が残ります。その広がりや程度は、脳の障害に応じて感覚がない、感じるけれども鈍い、しびれる、痛いなどいろいろです。

●**言語障害**

言語障害には、舌、唇《くちびる》、のどの筋肉のマヒによってスムースに話せなくなる構音《こうおん》障害と、本来の言語機能が大脳半球の損傷によって失われた失語症があります。

○**構音障害**…言葉をしゃべるときに必要な、舌、唇、のどなどの神経が障害されたり、スムースに動かすために必要な小脳が障害されると、呂律《ろれつ》が回りにくくなります。これが構音障害です。聞いたことの理解には問題なく、しゃべりたいこともわかっていますが、口が動いてくれないためで、リハビリでだいぶ回復する可能性があります。

○**失語症**…失語症には、優位半球（ほとんどが左の大脳半球）の前頭葉にある運動性言語野（図1―6）が障害されたときの「運動性失語症」と、優位半球の側頭葉から頭頂葉にかけての感覚性言語野（図1―6）が障害されたときの「感覚性失語症」があります。

運動性失語症の場合は、言いたいことが浮かんできていても、しゃべれず、話しても別の言葉が出てきてしまいます。このときは多くの場合、字を書くことも障害されています。

一方、感覚性失語症の場合は、勝手にしゃべれますが、聞いたことを理解できません。このときは読むことも障害されています。

失語症の場合は、外界との交流がなかなかとれず、うつ状態になったり、逆に感情が不安定になったり、意欲がなくなったりすることが多く、リハビリもかなり難航します。

●**嚥下障害**

食べ物や飲み物をうまく飲み込めない状態を嚥下障害《えんげしょうがい》といいます。喉《のど》につかえたり、気道に入ってむせたりしやすくなります。嚥下障害は、脳幹にある嚥下中枢が障害されたり、舌や咽頭の嚥下に関する筋肉を支配する神経に障害が起こることによって生じます。

嚥下障害の大半は回復していきますが、重大な後遺症として残る場合もあります。

嚥下障害を起こすと、飲食物や唾液が気道に入り込み、肺炎を起こす原因になりますので注意が必要です。嚥下障害が原因で起きた肺炎を「誤嚥性肺炎《ごえんせいはいえん》」といいます。

●視野障害

○同名半盲《どうめいはんもう》…後頭葉にある視覚野が脳梗塞や脳出血によって障害されると、病巣と反対側の視野が両目で見えなくなります。これを同名半盲といいます。目から視覚神経が後頭葉の視覚野にいくまでの途中の傷害でも視野が欠けます。同名半盲があると、見えない側では、後ろから来た車などに気づかず、道を歩くときなども不安が強くなります。

○複視《ふくし》…物が二重に見えるのは、眼球を動かす神経（動眼神経、滑車神経、外転神経）の障害によるもので、左右の眼球の動きが協調されないため、両目に見えた像が一つにならないために現れる症状です。これを複視といいます。

●排泄《はいせつ》障害

脳卒中によって排尿をコントロールしている大脳や脳幹（橋《きょう》）が傷害を受けることによって、排尿をがまんする能力が失われて、頻尿《ひんにょう》になったり失禁しやすくなったりします（神経因性膀胱）。

高次脳機能障害

高次脳機能とは、運動や感覚のような基本的機能よりも、知的活動や精神的活動などの高次の脳機能を指す言葉です。高次脳機能障害では、言葉の障害（失語）のほかに、記憶の障害、行為の障害（失行《しっこう》）、認知の障害（失認《しつにん》）などがしばしば見られます。

○**記憶の障害**…過去のことを思い出せない（長期記憶）、直前のことも思い出せない（即時記憶）、新しいことを覚えられない（短期記憶）などがあり、社会生活に大きな障害をきたします。自分で記憶の障害を認識できていないこともしばしばあります。側頭葉の内側（海馬《かいば》）や大脳が障害されたときに見られます。記憶の障害の分け方で、時間的な面からの分け方以外に、知識として覚えたものが記憶に残らないことを意味記憶の障害、外出したことや、人と会ったことなどを思い出せないことをエピソード記憶の障害と言います。

○**行為の障害（失行）**…マヒやしびれがないのに、さまざまな行為が行えない状態のことを失行といいます。いくつかのタイプがありますが、多大な影響を及ぼすのは運動失行と着衣失行です。

①運動失行…ボタンかけ、財布の開け閉め、歯をみがく、お茶を注いで飲むなどができなくなり、複数の道具を順序立てて使えなくなったりします。

②着衣失行…衣服をうまく着られなくなり、前後を誤って着てしまうなどの障害です。

○認知の障害（失認）…視覚や触覚、聴覚などの感覚障害がないのに、よく知っているはずのものが理解できなくなります。日常生活に大きな影響を及ぼすのは次のようなものです。

①半側《はんそく》空間失認（無視）…脳の右半球が障害されると、視力はあるのに左側にあるものに気がつかない（いわゆる認知症とは別です）ことがあります。左側の障害物に気づかずにぶつかったり、歩行中だんだん右に寄っていき壁にぶつかったりします。

②地誌的失認…家の中でトイレの場所や自分の部屋がわからなくなったり、よく知っている町でも、どちらへ行ったらよいかわからなくなったりします。

③身体失認…自分の鼻や目や手が何であるかわからなくなったりします。

④聴覚失認…電話の音や犬の鳴き声など、よく知っているはずの音がわからなくなったりします。

●認知症（脳血管性認知症）、判断力の低下、幻覚・妄想

広い範囲の脳梗塞や脳出血のあとや、小さい梗塞やラクナ梗塞が多数できたりすると、これらが原因になって脳血管性認知症になることがあります。脳血管性認知症は認知症の約三〇％を占めています。この場合には、物忘れが強くなり、見当識《けんとうしき》といわれる、日にちや人や時間がわからなくなり（失見当識）、判断力、ものごとの処理能力が障害されてきます。さらに、物を盗られたと思う妄想や、人影や昔の人が見えたりなどの幻覚も出てきます。

幻覚は実際にはないものが見える「幻視」や、聞こえたりする「幻聴」として生じてきます。幻視で多いのは人に関するものです。

妄想は現実にはあり得ないことを確信し、それに対しての説明や訂正を受け入れられない状態のことです。「嫁に財布を盗まれた」などの物盗られ妄想や被害妄想などが生じ、トラブルを招きがちです。これらは言語障害、記憶障害、失行、失認などとともに、高次脳機能障害であり、認知症の治療・管理が必要です。

感情障害とうつ状態（脳卒中後うつ：ＰＳＤ）

脳卒中の後遺症で感情面の障害もあります。感情が不安定になり、イライラしやすくなったり、怒りっぽくなったりします。また、物事にこだわりが強くなったり、反対に意欲が低下して表情がなくなることもあります。

ささいなことで、泣いたり笑ったり、おびえたりする「感情失禁」もありますし、幻覚や妄想が出ることもあります。

うつ状態も脳卒中後に起きやすい症状で三〇～四〇％で見られます（脳卒中後うつ：ＰＳＤ）。この場合抑うつ気分とともに意欲の低下や活動性の減退がより目立つ特徴があります。リハビリの効果が上がりにくくなるので早期から疑い治療することが大切です。

●てんかん発作

てんかん発作が脳梗塞や脳出血のあとに出てくることがあります。破壊された脳の周囲の脳は刺激に対して敏感になっているので、睡眠不足、過度の疲労や緊張、息づかいを荒くしたとき、飲酒などでてんかん発作が出てくることがあります。脳の障害があり、それが原因で出てくるてんかんを「症候性てんかん」といいます。これは原因になる傷害がはっきりしていない「特発性《とくはつ》てんかん」と区別しています。

てんかん発作には、全身のケイレンを起こして意識を失ってしまうもの（全身ケイレン）だけではなく、手や足にだけ起こるケイレンもあり、まばたきをするようなものから、ふっと意識が遠のいて立ち尽くすようなものまであります。てんかん発作が起きた場合、そのあと手足のマヒが残る場合もありますので、治療を徹底して発作を起こさないようにすることが大事です。

リハビリテーション

リハビリテーション（リハビリ）は、病気によって低下した機能を最大限回復させ、将来に向けて、それを維持していくことを目的とした療法です。リハビリが担う役割は、マヒや言語障害などの局所症状の回復を促すとともに、局所症状が残っても患者さんがうまく日常生活を送れるようにすることです。

後遺症の回復や改善を目指して

発病後、リハビリ訓練はできるだけ早く始めることが望ましいのです。安静にしていると筋力が落ちますし、マヒした上下肢の関節や筋肉が硬くなったり、筋肉の緊張が亢進《こうしん》して動かしにくくなってしまうからです。さらに、頭を使わないことで気力や判断力が低下することもあります。しかし、発症後は血圧が変化しやすくなったり、体温、呼吸、脈拍が不安定になっているので、すぐに積極的なリハビリができないことがあります。その場合は、ベッド上で上下肢を持ち上げて、無理をせずにゆっくりと屈伸させたり回転させたりすると、硬直をある程度防ぐことができます。短時間でも支えていすに座らせたり、立たせたりすると、足腰の筋力の低下を防ぐことができます。

本格的なリハビリ訓練は、意識がはっきりし、食事も適量を食べられるようになったときに始めます。そして、回復の進み具合に合わせて少しずつ量も増やし、することも高いレベルに進ませます。このような回復期リハビリ訓練は、脳卒中の場合は五〜六か月続けられます。

しかし、多くの場合は完全な回復までにはいたらず、脱落症状が後遺症として残ってしまいます。それに対して、介助器具を使えるようにしたり、自宅改造などの生活環境を整備して、患者さんがスムースに生活できるようにすることもリハビリの大事な役割です。

患者さんや家族と話し合いながら、リハビリチームで相談のうえ、終了日が決められます。訓練終了後も少しずつ回復することはよくあります。あせらずに、意欲的に生活していけるよう、本人の気持ちのコントロールと同時に、支える人たちの姿勢で効果も大きく違ってきます。入院中に行ってきた訓練を身につけ、学んだことを基にして、退院後は、この基本のうえに自分で、自分に合った動き

理学療法士（PT）	マヒした手足などの体の機能の回復に必要な訓練を行い、座ったり、立ったり、歩いたり、車いすの操作をするなどの訓練を行います。
作業療法士（OT）	自分の身の回りのことや、家事や仕事に必要な作業など、日常生活での作業ができるように訓練を行います。
言語聴覚士（ST）	言葉が話せないとか、物の名前がわからないなどといった症状に対し、これらの機能を回復させ、コミュニケーションをとれるように訓練します。
ソーシャルワーカー	今後の方針などについて、社会的なこと、経済的なことなども含めて、患者さんと家族が直面する問題に対し、相談にのります。
ケアマネージャー	障害のために在宅での介護が必要となった場合に、介護保険で受けられるサービスプランを作成します。
看護師	医者と患者さんの間にいて、治療とともに日常生活の訓練や指導を行います。
管理栄養士	症状の改善、再発予防にとても大事な食生活の指導を行います。

そのほか、薬剤師、義肢装具士、リハビリ工学士など

●表7-1　リハビリに携わる専門職

方をさらに工夫し、日常生活に応用していかなければなりません。

リハビリの流れとリハビリに携わる人たち

リハビリは、①ベッド上で行う「急性期リハビリ」、②機能訓練室で行う「回復期リハビリ」、③獲得した能力を維持するための「維持期リハビリ」と三つの段階に分けられます。この三段階のリハビリの流れを図7―1に示します。

リハビリに携わってくれる人たちは、医師のほかに表7―1のような多くの専門職の人たちです。

発症

↓

急性期（発症直後から1～2週間）のリハビリテーション　急性期病院、急性期病棟で行う。

急性期の治療

①診断、治療、リハビリテーションが並行して行われる。
②診断が確定し、治療方針が決まる。

急性期のリハビリテーション

①動かない手足をよい位置に保つ（良肢位保持）。
②床ずれを防ぐために体位を変える（体位変換）。
③手足の関節を動かす（関節可動域訓練）。
④寝返りをうつ。
⑤支えられてベッド上に座る。自分で座る（座位耐性訓練）。
⑥マヒしていない側の筋力を保つ（健側筋力維持訓練）。

↓

回復期のリハビリテーション　回復期リハビリテーション病院、回復期病棟で行う。

回復期の治療

①再発を予防するための治療が行われる。
②入院期間中から、普段の生活に必要な動作のためのリハビリテーションが行われる。

回復期のリハビリテーション

1. 理学療法：身体機能の回復と生活レベルの向上を目標とする。
　①起き上がる。　②伝って歩く。
2. 作業療法：通常の動作に向けて。
　③上肢の機能訓練。
　④作業訓練（木工、手工芸）。
　⑤衣服着脱、家事動作訓練。
3. 言語療法：構音障害、失語症の訓練。
4. 認知リハ：高次脳機能障害を改善するための訓練。
5. 退院に向けての準備。

↓

維持期のリハビリテーション（在宅・地域リハビリテーション）

自宅に戻ってからの3種類のリハビリテーション

①通院リハビリテーション：病院や診療所の外来で行う。
②通所リハビリテーション：デイケアセンターなどで行う。
③訪問リハビリテーション：自宅に療法士が訪問して行う。

医療以外の在宅介護支援システムとして

①デイサービス：生活の助長、孤独感の解消、心身機能の維持。
②ショートステイ：介護者に代わって一時的に介護する。

●図7-1　リハビリテーションの流れ

発作後すぐからのリハビリ（急性期リハビリ）

急性期は脳卒中の発作直後から、体の状態が落ち着くまでの時期です。個人差もありますが、発作が起こってから一～二週間くらいを指します。

この期のリハビリは脳卒中を発症した直後から、ベッド上でスタートします。呼吸や血圧などが安定して重大な合併症が出ていなければ、入院当日や翌日から始めます。

●廃用症候群（注8）を防ぐリハビリ

ベッド上で安静にしていなければならない時期には、手足を正しい位置に保ちます（良肢位保持）。手足の関節が動く範囲を保ちながら関節が硬くなる（拘縮《こうしゅく》）のを防ぐために、早い段階から手足の各関節の曲げ伸ばしを行います（関節可動域訓練）。

マヒ側は血行が悪くなり、むくみ（浮腫《ふしゅ》）が出たり、静脈に血栓ができやすくなったりするので、よい位置にしたり、屈伸させたりすることが大事です。体の一部分が体重で圧迫されていると床ずれができやすいので体の位置を変えます（体位変換）。下肢は動かさないと深部静脈（深いところにある太い静脈）に血栓ができ、その血栓が流れ出して肺の血管に詰まってしまい、肺梗塞を起こす危険性があります。

その後、病状が安定してきたところで、座れるようになるための訓練を行います。しだいにベッドを起こし始め、よりかかった体勢で三〇分ぐらい座れるようになったら、ベッドの端に支えなしで座れるように訓練します（座位耐性訓練）。そして、手足がマヒしていない側の筋力を維持するための訓練を行います（健側筋力維持訓練）。

（注8）長期にわたり、機能を使用しなかったために、体の組織や器官が徐々に萎縮したり衰えたりする状態のこと。筋力の低下，関節の拘縮、骨や筋肉の萎縮、床ずれ，心機能や肺活量の低下、起立性低血圧、うつ状態などの様々な症状が現れる。

急性期のあとのリハビリ（回復期リハビリ）

救急施設での治療が済み、呼吸や循環機能が安定してきた段階で、より積極的なリハビリを行うために、回復期病棟や回復期リハビリテーション病院でのリハビリを受けることになります。

脳卒中の発症から一～二週間くらいたつと、症状がある程度安定してきます。この時期以降を「回復期」といいます。この時期になると、ベッドから起き上がる許可が出て、次いでトイレまでの歩行許可が出るというように、徐々に日常生活動作（ＡＤＬ）が拡大していきます。それとともに、後遺症がより明らかになってくる時期でもあります。また、麻痺などを自覚し精神的悩みなどが大きくなる可能性がある時期でもあります。

●リハビリ開始前の現状チェック

機能訓練室で本格的なリハビリを開始する前に、ベッドサイドでの急性期のリハビリの成果を確認し、現状での日常生活動作の評価を行います。たとえば、日常の生活に必要な動作である、「ベッドから起き上がれるか」「歩けるか」「食事ができるか」「トイレで用がたせるか」「着替えができるか」などについての評価を行います。そして現在の評価をもとに援助計画が立てられ、リハビリが開始されます。

回復期のリハビリでは、「訓練室でできた日常生活動作」が病室でもできるようになることが、退院に向けての大事なポイントになります。

呼吸、循環機能、てんかん発作、転倒の外傷などに注意しながら行います。

急性期を過ぎ、病識がはっきりしてくると、将来に対する不安、家族との関係の不安、状態が期待したほど回復してこないなど、不安や悩みが大きくなってきます。

そこで、回復期リハビリを前向きで、意欲的に続けて行けるように、進行状態や問題点などをリハビリの専門職の人たちと連携しながら、具体的に対応策を立てていくことが大事です。

また、その後のリハビリ、生活をスムースにするために、退院後の準備もしていく必要があります。そのためには各公的サービスに関しての情報を入手したり、手続きを進めておく必要があります。

脳卒中で起きやすい後遺症のリハビリ

●運動障害のリハビリ

後遺症として運動障害でもっとも多いのは片マヒです。体の片側の手足がマヒすると、ベッド上で寝返りをうつことも困難になります。自分の力での寝返り、介助を受けての起き上がり、自分の力での起き上がり、ベッドから車いすへ移るなど、段階を踏んで訓練して行きます（理学療法士（ＰＴ）が中心になって行います）。

訓練室では、歩行訓練が始まります。床上での基礎的な動作の訓練を行い、手を離して三～四秒立っていられるようになったら、平行棒での歩行訓練、介助者に支えられての歩行、杖をついての歩行、杖なしの歩行と進んで行きます。必要に応じて下肢装具を使い、安定した歩行ができるようにします。

マヒの程度にもよりますが、七〇～九〇％の人が歩行できるようになるといわれています。

腕や指の機能を回復させるために行うのが作業療法です。物をつかんだり、放したりする動作、ひも結び、手芸、木工などを通じてマヒした側の手の機能回復を目指します（作業療法士（ＯＴ）が中心になって行います）。訓練の実際としては、上肢（腕や手）の関節の動きを保ち、筋力を増強させて機能を回復させながら、生活動作の訓練、社会復帰のための訓練を行っていきます。

○生活動作の訓練…食事、着替え、排泄、入浴など日常生活の能力を向上させる訓練を行います。すくいやすいスプーンや器、ボタンをかけやすい道具など、必要に応じて使えるように練習します。訓練室だけでなく病棟での生活でも訓練を行い、退院してもできるようにします。

○家事に向けての訓練…片手で調理したり、片手で洗濯物を干すなどの練習をします。利き手でない側がマヒした場合は、利き手の機能を十分に活用し、日常動作を比較的スムースに行えるようになる可能性があります。しかし、利き手にマヒが残った場合は、機能の回復に時間がかかったり、実用レベルまで回復しないこともあります。こういう場合は、利き手でなかった側の手を訓練して使えるようにします（利き手交換）。

○社会復帰のための訓練…それぞれの生活に応じて、退院後の生活がスムースに行えるように訓練します。一時的に帰宅して生活し、不都合なことを再訓練したりもします。また、家族に対しても指導が行われます。

●言語障害（失語症）のリハビリ

言語障害はほとんどの場合、脳の左半球の言語野が損傷されたことによります。失語症では、損傷された場所によって少しずつ異なりますが、話すことができない、聞いても理解できない、文字を書けない、文字を読めないといった障害です。

失語症の治療は、脳卒中発症後の二週間の間がもっとも効果的とされています。できるだけ早期に開始すべきで、発症から時間が経つほど回復は期待できなくなります。

言語障害があると日常生活はもちろんですが、社会生活においても円滑なコミュニケーションがとれず、社会から孤立しかねません。リハビリは言語聴覚士（ＳＴ）が中心になって行いますが、看護師や家族などの協力も大事です。

突然にコミュニケーションをとれなくなるので、精神状態は非常に不安定になります。患者さんの不安、いらだちを理解したうえで接することが必要です。

医療者も家族も会話や対応の仕方が非常に大事です。注意すべき点を表７―２にまとめました。

失語症の検査をして、その結果に基づいて訓練計画が立てられます。三か月程度経過して、再び検査をして再評価を行い、効果を見て、訓練計画の見直しをします。言語訓練では表7―3のような訓練を行います。

言語能力を改善させることが大きな目的ですが、残された機能を生かしてコミュニケーションをとれるようにすることは、さらに大事なことになります。

• 「はい」「いいえ」で答えられる質問をする。
• 短い言葉で、ゆっくりと話す（目を合わせながら）。
• 子ども扱いをしない（プライドを傷つけない）。
• 文字や絵や身振りを交える。
• 言いたいことを先回りして言わない。
• まちがった言葉を訂正しない。
• 話題を急に変えない。
• 返事をせかさない（ペースを合わせる）。

●表7-2　言語障害（失語症）のリハビリにおける注意点

• **発話訓練**…名前を言う、挨拶をする、会話をするなどを行う。
• **復唱訓練**…人が言った言葉を真似て言う。
• **音読訓練**…短い文章を声に出して読む。
• **聴覚的理解力訓練**…単語や短い文章を聞いてあてはまる絵を指でさす。文章の聞き取りなども行う。
• **呼称訓練**…カードに描かれたモノの名称を言う。
• **読解訓練**…文字カードを読み、絵カードの中から対応するものを選ぶ。文章を読んでまとめる練習をする。
• **書字訓練**…自分や家族の名前、日常使う物品名を書く。単語や短い文、簡単な日記などを書く。
• **実用的コミュニケーション訓練**…「はい」、「いいえ」の使い方の訓練、身振りや絵などを用いての表現の仕方を練習する。

●表7-3　言語障害（失語症）の言語訓練

●嚥下障害のリハビリ

リハビリの言語聴覚士（ＳＴ）が中心になって、むせて誤嚥性肺炎にならないように、慎重に行います。適当な体位をとり、意識しながら嚥下する訓練、適切な食器や、スプーンなどを用いたり、食べ物の好みや形態を患者さんの状態に応じて、工夫し、訓練します。

「認知リハ」とは？

記憶や学習ができない、情報を処理できないなどの高次な精神活動が困難になった状態を高次脳機能障害といいます。この高次脳機能障害のリハビリを「認知リハ」といいます。

これらの障害の特徴は、見た目には障害があることがわからないし、本人も自分の障害を自覚しにくいこと、さらに、ある状況にならないと、障害そのものがはっきりしてこないということがあります。

障害されている機能と残されている機能を評価し、障害の回復が難しい場合は残っている機能で補えるように訓練します。

●左半側空間無視の認知リハ

右脳の障害で左側の空間に存在するものに対して、存在が感じられなくて無視する「左半側空間無視」があります。視野が欠けているわけではないのに、食事のとき、左に置いた皿のおかずに気がつかなかったり、廊下の左側にあるトイレに気づかないなど左側にあるものを自覚できません。

この場合、日常動作を必ず左側から始めたり、左側で行うように注意するように指導します。改善が難しく、かえって日常生活が混乱してきてしまう場合は、右側の空間を最大限に使っていくように練習します。

●記憶障害等の認知リハ

記憶障害は中心的な機能障害です。記憶障害があると日常生活に大きな影響を及ぼし、人間性を疑われたり、信頼を失ったりしがちです。自分の動作を、より意識して行う練習をします。強く意識する習慣をつけることも大事で、強く意識して物事を行うことで健忘はかなり防げる可能性があります。忘れやすい項目をメモして、見ながら確認することも役立ちます。これらを習慣化するように努めます。

食事、更衣、排泄などの日常的な基本動作（日常生活動作：ＡＤＬ）をさらに応用したり、範囲を拡大した活動（手段的日常生活動作：ＩＡＤＬ）、すなわち近所のスーパーに買い物に行く、料理を作る、掃除をする、病院に通う、車の運転をするなどを行い、喜びを感じられるようにすることは、機能の改善にも、意欲にも効果が期待できます。

○脳卒中後うつ（ＰＳＤ）

①脳卒中を起こしたあと、うつ状態が起こりやすくなります。これは運動障害や言語障害などの後遺症に対する反応性のうつ状態のみでなく、脳梗塞や脳出血が起きた部位との関連も重視されています。

②うつ状態になるとリハビリに対する意欲がわかず、何に対しても意欲がわかない、食欲がない、眠れない、死にたい、などの訴えが目立つようになります。うつはリハビリの効果が上がらなくなりますので治療が必要です。

回復期後のリハビリ（維持期リハビリ）

回復期リハビリで回復し、再び獲得した機能をできるだけ長く維持するために行うのが維持期のリハビリです。根気よくリハビリを続け、さらには生活に適用させていくように心がけていくことが大事です。そのためにも、必要であれば間隔はあいてでも、リハビリを受けるようにするとよいでしょう。

家庭で行うリハビリ、通院リハビリ以外でも、介護保険の認定を受ければ訪問リハビリ、通所リハビリを利用することができます。

自己流の歩き方になったり、頑張りすぎて膝や腰などに無理がかかり、関節炎を起こしたりしがちなので医師の診断、治療を早めに受けるようにします。

日常生活に戻ると入院中と異なったストレスが生じ、悩みが増加することもしばしばあります。支える態勢や、支える人の考え方、接し方が大きく影響します。患者さんの自尊心を大事にしながら、できることはなるべくしてもらったり、言ってもらうようにする必要があります。

機能回復と同時に、再発の予防が大変重要です。脳卒中になる人は、種々の危険因子をもっていることが普通ですので、それをなくしていくことが重要です。

支援制度の活用

家庭に戻ってからの取り組みは維持期リハビリになります。本人はもちろん、家族の不安と負担は大きくなると思われますので、遠慮せずに、いろいろな支援制度を障害や必要に応じて活用しましょう。回復期リハビリ中から支援制度の理解を深め、準備しておきましょう。

介護が必要な場合のサービス

介護保険制度の給付（サービス）を受けるためには、要介護認定を受ける必要があります。市区町村の窓口で「要介護認定の申請」を行います。調査や審査を経て認定が行われ、要支援一～二、要介護一～五の七段階のどれかに認定されると介護サービスを受けられます。利用者はかかる費用の一～三割を負担します。

基本的には、六五歳以上が対象ですが、脳血管障害（脳梗塞や脳出血など）は、四〇～六四歳であっても認定を受けられます。

ケアマネージャー（介護支援専門員）（注9）が状況に応じてケアプランを立てますが、要介護区分に

自宅で介護の手助けがほしい場合	訪問リハビリでは、訪問看護、訪問介護、訪問入浴介護、居宅療養管理指導などを、理学療法士や作業療法士が自宅を訪れて機能訓練を行うサービス。
外に出て交流をもちたい場合	通所リハビリ（デイケアセンター）では、病院や老人保健施設で機能訓練が受けられる。通所介護（デイサービス）などの日帰りサービスでは、入浴サービスなどが受けられる。
一時的に宿泊させたい場合	短期入院生活介護（ショートステイ）では、介護を受けながら数日間過ごせる。
在宅介護のための環境整備	車いす、介護用ベッド、歩行器、杖などの福祉用具の貸与。入浴用手すりや腰かけ便座などの福祉用具購入費の支給。手すりやスロープの設置などの部分的住宅改修費の一部支給など。
施設への入所を考えたい場合	リハビリをしながら一時的に生活する老人保健施設（老健）、デイサービスに加え訪問介護・夜間宿泊も行う小規模多機能型居宅介護、認知症対応型共同生活介護（認知症グループホーム）、認知機能や衰えが進んでいる場合の特別養護老人ホーム（特養）などがある。

●表7-4　希望に応じたサービスの種類

よって受けられるサービスの種類（表7―4）や利用時間は異なります。

（注9）適切な介護サービスが受けられるように、サービス業者や介護保険施設との間に入ってくれる介護支援専門員。

身体障害者手帳で受けられるサービス

○障害のある人が健常者と同等の生活を送るために、最低限必要な援助を受けるための証明書にあたるものが「身体障害者手帳」です。

○税金の減免、公共料金の割引、交通運賃の割引、医療費・補装具の交付、障害者雇用での就職

○障害の種類は、視覚障害、聴覚障害、音声・言語機

能障害、肢体不自由など計一二種類があります。最高度が一級で、六級以上に手張が交付されます。
○援助内容は補装具・義肢の交付など有形のものから、ヘルパーサービスなど無形のものまで多岐にわたります。
○申請は本人の申し出によります。市区町村の障害福祉の窓口に申請します。
○医師の意見書が必要で六か月経過していることと、症状が固定していることが条件です。

障害年金（年金制度）

○病気やけがによって障害を負い、働けなくなったり、日常生活に制限を受けるようになった人に国から支給される年金給付です。
○国民年金あるいは厚生年金に加入している間に初診日のある疾患による障害の程度によって支給され、障害基礎年金と障害厚生年金があります。障害年金には年齢制限はありません。
○申請手続きは、障害基礎年金であれば市区町村窓口か年金事務所、障害厚生年金であれば年金事務所に申請します。

日常生活自立支援事業

○知的障害や精神障害などで判断能力が不十分な人が、地域において自立した生活が送れるように、利用者本人が自ら選択したサービスを契約に基づいて受ける仕組みです。

○訪問系サービス（ホームヘルプ、短期入所など）、自立訓練（生活訓練）、就労移行支援、福祉サービスの利用援助や日常的金銭管理、通帳など書類の預かり、相談支援、福祉サービスの利用援助、地域生活への移行支援などがあります。

○利用者負担は家計の負担能力による応能負担になります。手続きは地域の社会福祉協議会に申請します。

成年後見制度

○成年後見制度は、判断能力が不十分なため、必要な契約を締結したり、財産の管理が難しい人を保護するための制度で、法定後見制度と任意後見制度があります。

○法廷後見制度は、既に判断能力が不十分な時に、申し立てにより家庭裁判所によって選任された後見人が財産や権利を守り支援する制度で、任意後見制度は、将来判断能力が不十分となった時に、あらかじめ選任された後見人が財産や権利を守る制度です。
○法廷後見には後見、保佐、補助の三つがあり、後見人の権限や職務の範囲が異なります。
○本人・配偶者・四親等の親族、あるいは、いない場合は市区町村が家庭裁判所に申し立て書を提出します。医師による診断書が必要な場合があります。

8章　脳卒中の予防と再発防止

脳卒中は高血圧や動脈硬化が中心になって発症する病気です。そして、高血圧、糖尿病、脂質異常症、痛風、不整脈など多くの重要な危険因子があります。脳卒中はこれらの危険因子を少なくし、改善させれば再発を防ぎ、予防できる病気です。危険因子の管理の仕方について具体的に解説します。これらの危険因子の温床になっている肥満は食事療法、運動療法を中心に減量対策を講じていく必要があります。さらに喫煙や飲酒、複雑化しているストレス対策も生活習慣病の克服には重要です。脳卒中が発症する前に、脳動脈瘤や隠れ脳梗塞を見つけて対処できるように、脳ドックについても説明します。

脳を守る手立て

高血圧、糖尿病、脂質異常症（高脂血症）、痛風（高尿酸血症）、心臓病、不整脈などの病気や、大酒、喫煙などの健康によくない生活習慣や肥満があると、脳梗塞、脳出血にかかりやすいことが知られています。これらの病気、生活習慣、肥満は「脳梗塞・脳出血の危険因子」といわれています。そして、脳卒中の再発を防ぐためにはこれら危険因子の改善、除去が最も重要であると考えられています。

脳卒中の一次予防と二次予防

脳卒中の一次予防とは、脳卒中にかからないように危険因子の是正に努めることです。ですから一次予防は、動脈硬化が進む前からやるべき予防策であり、二〇～三〇代で健康な人も一次予防を心がける必要があります。これに対して二次予防とは、脳卒中を経験した人が病気の再発予防をすることです。

脳卒中の経験がない人でも、六〇～七〇歳以上の高齢者、高血圧・糖尿病のコントロールの悪い人、動脈硬化が進んでいる人、不整脈（心房細動など）や心臓病のある人は、一度、脳卒中を経験した人と同程度に発病予防を心がける必要があります。

高血圧の管理

高血圧は脳卒中の最大の危険因子です。高血圧が続くと、常に血管に大きな圧力が加わり、血管壁が損傷され、血小板が付着しやすくなり、動脈硬化が進んで脳梗塞が起こりやすくなります。血管が損傷し、動脈硬化が進むと出血しやすくなり、脳出血やくも膜下出血も起こしやすくなります。

血圧の維持目標は、一四〇／九〇㎜Hg未満が適当です。日本高血圧学会高血圧治療ガイドライン２０１４（ＪＳＨ２０１４）での正常血圧は、収縮期血圧一三〇㎜Hg未満、拡張期血圧八五㎜Hg未満、高血圧は、収縮期血圧一四〇㎜Hg以上、拡張期血圧九〇㎜Hg以上です。

毎日起床時、就寝前など一定の時間帯に血圧を測定し、血圧の高さと変動の仕方を見ることが有用で、一回の血圧測定で一喜一憂すべきではありません。

高血圧を防ぎ、是正するために大切なのは、塩分をとりすぎないことです。塩分をとりすぎると体内の塩分の濃度を下げるために、たくさん水分を血管内に吸収しますので、血液の量が増えて血圧が高くなります。一日六ｇ以下が理想です。

高血圧の人は、生活習慣の改善を行っても血圧が下がらなければ降圧剤で治療します。

糖尿病の管理

糖尿病の人は、脳卒中で死亡する率が普通の人に比べて二～三倍増えます。糖尿病では脳の中の細い血管の動脈硬化が進み、動脈の狭窄《きょうさく》や閉塞《へいそく》が起こりやすくなります。また、血液を固める血小板が活発となり、血液が固まりやすくなります。脳の血液の循環にも関係が深い心臓や、腎臓にも血管障害をきたすことになります。

家族に糖尿病の患者がいる人や標準体重を大きく超えている人に多いので、半年～一年に一回は血液検査をするとよいでしょう。糖尿病は初期のうちは何も症状がありません。しかし、病気が進行すると脳梗塞、心筋梗塞、視力障害、腎機能障害、下肢の循環障害による壊疽《えそ》などを起こしますので、気を許してはいけない病気です。

管理目標は、表８―１に示すとおりです。

血糖値が高い場合は、生活習慣を見直して対処する必要があります。対応策としては、

血糖正常化を目指す目標はHbAlc6.0 未満、合併症予防の目標は7.0 未満「高齢者では7.4 未満）
空腹時血糖は130mg/dL 未満、高齢者では140mg/dL 未満、食後2 時間血糖値180mg/dL 未満を目標とする。
しかしながら治療目標は年齢、低血糖の危険性、サポート体制などを考慮して個別に設定する。

●**表8-1** 糖尿病の管理目標値　　糖尿病診療ガイドライン2019より

①食事療法…脂質を減らしバランスのとれた食事にし、一日の摂取エネルギー量を減らすことが大事です。

②運動療法…ウォーキング、サイクリング、水泳などの有酸素運動が効果的です。

それでも高血糖値がコントロールできなければ、薬剤（経口薬やインスリン注射）を使って治療を行います。

脂質異常症の管理

体内のコレステロールや中性脂肪が多くなった状態が脂質異常症（二〇〇七年に高脂血症から改名）で、脂質が多くなると血管壁に浸み込んだり蓄積されて動脈硬化が進みます。高血圧が主として小動脈の動脈硬化を起こすのに対して、脂質異常症は中大脳動脈のような大型の動脈に、粥状硬化《じゅくじょうこうか》あるいはアテローム硬化といわれるタイプの動脈硬化を起こします。アテローム硬化は糖尿病、痛風、喫煙で一層

	診断基準
LDLコレステロール（悪玉）	140 mg/dL 以上
HDLコレステロール（善玉）	40 mg/dL 未満
中性脂肪（トリグリセライド）	150 mg/dL 以上

動脈硬化性疾患予防
ガイドライン2019より

●表8-2　脂質異常症の診断基準

- 食事の量が多くならないように腹八分目の食事とする。
- コレステロールの多い食品の摂取をひかえる。
- 肉の油をひかえ、魚や植物性の油をとる。
- 野菜など食物繊維の多い食品をとる。
- 甘いものも脂肪になるので、甘いもの、甘い果物の量を少なくする。
- お酒の飲みすぎを避ける。

●表8-3　脂質異常症の食事の改善策

ひどくなります。

脂質異常症は脂質の何が高いかにより分かれますが、ＬＤＬコレステロール値が高い型（高ＬＤＬコレステロール血症）が危険因子です。

診断基準は、表８―２に示すとおりです。

対応策としては、表８―３のような食事の改善策があげられます。

痛風の管理

カロリーの高い食事や動物性食品の食べすぎ、お酒の飲みすぎ、肥満、ストレスなどは、脳卒中の危険因子の動脈硬化を悪化させます。痛風のほとんどは男性です。体重を減らすとともに飲酒量を減らすことが必要です。

正常では尿酸値は七・〇㎎／dL以下であり、九・〇㎎以上の人は内服薬の適応とされています。

心臓病、不整脈の管理

心房細動と呼ばれる不整脈や心筋梗塞、心臓弁膜症は、脳梗塞の一種である脳塞栓症の危険因子です。これらの病気は心臓内で血液のうっ滞を起こし、うっ滞した血液は固まって血の塊をつくります。この血の塊が血液とともに脳動脈に流れ込み、ひっかかって血液の流れを止めて脳塞栓症を起こします。

脳塞栓症の可能性がある場合は、不整脈や心臓病の治療を行うと同時に、抗凝固薬（ワーファリン、ＤＯＡＣ）あるいは抗血小板薬（アスピリンなど）を服用して、血栓ができないようにします。脳塞栓の予防にはワーファリンのほうが優位性があるとされています。

肥満の管理

●肥満症の診断

肥満は数多くの生活習慣病の温床です。脳卒中の危険因子である高血圧や糖尿病の原因になるため、間接的に脳卒中の危険因子となるだけでなく、糖尿病、脂質異常症、虚血性心疾患などを引き起こす最大の原因となっています。肥満と糖尿病の直接の関係もあり、体内の脂肪細胞の中に脂肪が多量に蓄えられると、インスリンがうまく働かなくなり血糖値が高くなります。

肥満は皮下脂肪型と内臓脂肪型に分けられます。皮下脂肪はエネルギーの貯蔵で、内臓脂肪は臨時のエネルギー貯蔵庫で肝臓経由で常に脂肪の分解合成を繰り返しています。その間、脂肪の分解産物であるコレステロールや中性脂肪が血液の中を流れていて脂質異常症となります。

肥満度を評価する際によく用いられるのがＢＭＩ（体格指数）と体脂肪率です。体脂肪率の測定は複雑なため、簡易的なＢＭＩが一般に使われています。

①ＢＭＩは身長と体重から求める国際的な体格の計算方法で次の計算式で出されます。

ＢＭＩ＝体重（kg）÷身長（m）÷身長（m）

理想体重はＢＭＩ二二で、二五以上が肥満と判定されます。

ＢＭＩで肥満とされ、さらに高血圧、脂質異常症、糖尿病のいずれかがある場合「肥満症」と言い治療をうける必要があります。理想体重（標準体重）は最も疾患の少ないＢＭＩ22を基準として次の計算式でだされます。

- 塩分や塩分の多い食品をひかえる（1日に6ｇ以下）。
- 食べすぎない。
- いろいろな種類のものを食べる。
- 肉より魚を中心にする。
- 脂肪をとりすぎない、甘いものをとりすぎない。
- 生野菜をたくさん食べる。
- 食事のとり方に注意（よくかむ、朝食を抜かない、夜九時以降はなるべく食べない）。

●表8-4　肥満者の減量対策—食事療法

理想体重（kg）＝（身長（m））×（身長（m））×22

●肥満者の減量対策—食事療法

食べ物、食べ方にも注意することが必要です（表8—4）。体重と身体活動量を考慮して必要エネルギー摂取量の適正化を目指します。栄養バランスは炭水化物（五〇—六〇％）、タンパク質（二〇％）、残りを脂肪とするとよいでしょう。

●肥満者の減量対策—運動療法

運動療法に適した運動は、大きな筋肉を動かす軽い運動で有酸素運動です。有酸素運動とは、体に必要な酸素をゆっくり取り込みながら行う運動のことで、早歩き、体操、サイクリング、水中歩行、太極拳、社交ダンスなどです。筋肉は体脂肪を消費する最大の組織（とくに手足の筋肉）なので積極的に使うようにしましょう。

運動量は、一日に三〇～六〇分、一週間に三日以上、一週間に一八〇分以上が好ましいと考えられます。運動ができなくても日常生活の中で体を動かす努力をしてください。

〔例〕エレベーターでなく階段／すぐ車に乗らず歩けるところは歩く／こまめになるべく体を動かす（脳にもよい刺激）

〈減量の目標を設定する〉

ＢＭＩが三〇未満、あるいは内臓脂肪型肥満の治療では、最初の目標は五％減少させ、三〇以上の場合は、三～六か月で、五～一〇％減少を達成（日本肥満学会：肥満症治療ガイドライン２００６）することが勧められており、徐々に減量していくのが望ましいとされています。

メタボリックシンドローム

脳梗塞や心筋梗塞などの動脈硬化性疾患の危険性を高めるリスクを持った症候群を、メタボリックシンドロームという概念のもとにまとめたものです。

内臓脂肪蓄積が多いということ（肥満）を必須項目として、脂質異常、高血圧、高血糖を併わせもっていることをこのように呼んでいます。これがあると動脈硬化が進み、脳梗塞や心筋梗塞などを起こす可能性が高くなります。診断基準は次のように規定されています。

①内臓脂肪の蓄積の指標として、ウエスト周囲径が男性八五㎝以上、女性九〇㎝以上。
②これに、「脂質異常」「高血圧」「高血糖」の三つのうち二項目以上があるものをメタボリックシンドロームといいます。

脳血管疾患、心疾患の予防・治療と体重を減少し生活習慣改善が必要です。

生活習慣病を克服し、危険因子を減らす

生活習慣病とは、食生活の偏りや過食、喫煙、過度の飲酒、運動不足など生活習慣との関係が大きい病気のことで、以前は「成人病」と呼ばれていたものを一九九七年に「生活習慣病」と改称したものです。これには、日本人の三大死因である、がん、心臓病、脳卒中をはじめ、糖尿病、高血圧、脂質異常症、痛風、肥満、認知症、腎臓病、骨粗しょう症などが含まれています。脳卒中に密接な関係があるものが多く、一次予防、二次予防ということからも、これらの危険因子をなくすことは大事なことです。

モノが豊かになり、過食傾向になっており、脂肪や糖分の過剰摂取、塩分のとりすぎが進んできています。

生活も屋内での生活、仕事に追われる生活、複雑な人間関係によるストレスも増え、歩かなくてもできる便利な生活になっていて、体にとっては、予測していなかったような変化が急速に進んできています。その結果、肥満が増えています。ストレスも多く、楽しみ以上に酒量は増え、喫煙もその弊害がいわれつつもなお続いています。これらは、欲望や生活習慣に関係していることなので、その改善には相当な努力が必要です。

●お酒、タバコ

①お酒を飲みすぎない

お酒は血液の循環を促し、ストレスを解消し、リラックスでき、食欲を促すなどのよい作用がありますが、これは適量を守った場合のことです。飲みすぎると、肥満、動脈硬化、高血圧を進め、脳卒中で死亡する人が多くなります。適量の目安は一日にビールなら中瓶一本、日本酒・ワイン一合（一八〇ml）、焼酎〇・六合、ウイスキーダブル一杯までです。一週間に二日くらいは休みましょう。

②タバコは是非とも禁煙すべき

タバコは大きな危険因子で、すべての生活習慣病の危険因子です。タバコを吸う人は、吸わない人に比べて二〜三・五倍も脳卒中の危険性が高くなります。タバコを吸うことで、ニコチンや一酸化炭素などが体に入ると、全身の血管が収縮して血圧が上がったり、脳の虚血を招く一因となります。禁煙をして五年くらいたつと、脳卒中を発症する危険性が非喫煙者とほぼ同じになるといわれています。

●ストレス

ストレスには「身体的なストレス」と「精神的なストレス」があります。

「身体的なストレス」は環境を変えたり、生活の仕方を変えたり、姿勢を変えたりして減らせることがかなりあります。

暑さ寒さの変化は大きなストレスになります。暖かい場所から寒い場所に移動したりして、血圧が一気に上がることで、脳卒中を起こしやすくなります。その逆で、寒いところから帰って、すぐ熱い風呂に入るのも危険です。入浴時には温度差が大きく変化しないように注意が必要です。入る前に部屋を暖めておき、お湯はぬるめにして入り、まず胸の近くまで入り、温まったら肩まで入るようにします。あまり長湯はせずに、上がる前に温度を上げて温まってから出るといいでしょう。食後は一時間以上してから入浴し、お酒を飲んだ後の入浴はひかえることも大切です。

寒い夜中にトイレに行ったときや、朝方に寒い外へ新聞を取りに行ったときなどは、発作を起こしやすくなります。トイレや脱衣場など部屋の寒暖の差を小さくする工夫も必要です。

強い緊張感は血圧が変動し、高血圧となり発作も多くなります。会議での発言、人前でのスピーチのときに発作を起こす人もいます。激しい喜怒哀楽、とくに怒りは危険です。

ふだんは気をつけているのに、乗り物に遅れそうになりあわてて階段を駆けあがったり、坂道を急ぎ足で上ったり、走ったりすることがありがちです。このようなときには血圧は変動し、発作を起こしやすくなります。

「精神的なストレス」はコントロールしにくく、難しいのですが、受け止め方でかなり減らせますし、逆にそれに立ち向かうエネルギーにすることもできます。

性格的なこと、その人の「生き方」も大いに関係することがあります。
●何事も完全にやらないと気がすまない人は、「ほどほどに」という考え方も大事です。
●自分だけで問題を抱え込みがちな人は、「人に相談する」ということも大事です。
●疲れをため込まず、適度に休息をとることも必要です。
●眠る時間は確保し、就眠前にぬるめのお湯にゆっくり入浴するのも効果的です。
現代は目からも、耳からも刺激が非常に多い生活になっています。こういう刺激から離れ、一人で静かにしていられる時間をときどき持つようにしましょう。ふだんからストレスを発散する趣味などの習慣を持つことも大切です。

薬物療法

●高血圧症、脂質異常症、糖尿病に対する治療薬

これらの病気に対し、食事療法、運動療法、生活習慣の是正を行ってもコントロールできない場合は、それぞれに適した薬物療法が必要になってきます。

●血液を固まりにくくする薬

○抗血小板薬

アスピリン、クロピドグレル、シロスタゾール、チクロピジンなど二次予防のために、血液を固まりにくくする薬をしばしば使います。脳血管や頸動脈に狭窄や潰瘍がある場合は、血栓ができやすくなっています。このような場合、血栓の形成抑制、動脈硬化の進行を抑制するために用います。効きすぎると出血を起こす可能性があるので、自分でも注意してください。手足に出血斑ができやすかったり、歯磨きのとき出血が見られる場合などは、主治医に伝える必要がありま

す。手術が必要な時には手術の前に一時中断する必要があります（アスピリンの場合は一週間前から）ので主治医の指示に従って下さい。

○抗凝固薬

心房細動や心筋梗塞、心臓弁膜症がある場合は、主に抗凝固薬が使われ、ワーファリンかＤＯＡＣが使われます。ワーファリンは長く使われてきた薬で、より安価ですが一定の条件と制限があります。定期的な血液検査で効果判定の指標であるＰＴ‐ＩＮＲを確認しながら使う必要があります。ビタミンＫを大量にとると薬の効果が無くなるので納豆は食べないようにし、ビタミンＫを多く含む葉物野菜などは最小限にすべきです。

ＤＯＡＣ（ダビガトラン、リバーロキサバン、アピキサバン、エドキサバン）は新しいタイプの抗凝固薬で、ＰＴ‐ＩＮＲ検査が必要無く、食事制限もありません。使用され方は大分増えてきています。

○そのほかの薬

抗血栓作用、血管保護作用、脳代謝活性化作用を示す薬も用いることがあります。

脳の病気をチェックできる「脳ドック」

脳ドックで見つかる病気

　脳血管や脳の異変を大事にいたる前に発見するために行われているのが脳ドックです。脳ドックは体に負担のない検査方法を用いて、くも膜下出血の原因になる脳動脈瘤や、知らないうちにできていた脳梗塞、認知症の原因にもなってくる多発性の脳梗塞（無症候性脳梗塞）や、細くなって詰まりそうな脳の血管や頸動脈を発見できます。脳ドックで発見される主な病気を表８―５にまとめました。

・未破裂脳動脈瘤（第4章参照）
破裂していない脳動脈瘤で、そのまま放置しておくと破裂してくも膜下出血を起こす危険があります。MRA検査を行うと直径２～３mm程度の小さな脳動脈瘤も発見できます。脳動脈瘤があっても破裂するとは限らず、大きさや形、部位などにより手術が勧められるものもされないものもあり、医師から十分説明を受けて判断するようにしましょう。

・無症候性脳梗塞（第2章参照）
自覚症状のない脳梗塞を「無症候性脳梗塞」といいます。多くは加齢によるもので脳ドック受診者の約20％に見られます。ほとんどの場合、直径5mm以下の小さな脳梗塞ですが、数が増えたり、大きな脳梗塞を起こすと症状が出てきます。それ以上に脳梗塞を進ませないように生活改善や治療が必要な場合があります。

・脳動静脈奇形（第6章参照）
脳出血、くも膜下出血、てんかん発作などを起こしやすくなっています。

・もやもや病（第6章参照）
言語障害や脱力発作を一過性で起こしたり、脳梗塞や脳出血を起こす危険性があります。

・脳腫瘍（第6章参照）
初期では、自覚症状が現れない場合がほとんどです。進行するほど治療が困難になりますので、早期発見が何よりも大事です。可能性があれば、さらなる精査、治療が必要です。

・無症候性の脳血管（動脈）の狭窄や閉塞（第2章参照）
脳の太い動脈が動脈硬化性変化で細くなっていたり、詰まったりしていることで、脳卒中の危険因子になり、さらなる検査や予防が大事です。

・無症候性の頸動脈の狭窄や閉塞（第2章参照）
頸動脈が動脈硬化性変化で血管壁が厚くなったり細くなったり、閉塞している場合です。脳梗塞を起こす可能性があり、必要であれば拡張する治療を行います。

・脳委縮
脳が小さくなって頭蓋骨と脳の間が広くなり、脳の切れ込みの幅が広くなります。多くの場合神経細胞の減少を伴うので、物忘れや理解力の低下などがあっても気づかずにいた人もいます。認知症などでは萎縮が見られることが多く、精査や治療が必要なことがあります。

●表8-5　脳ドックで発見される主な病気

脳ドックで行う検査

主な検査項目は、問診（現在の状態や経過、家族の病気などについて聞かれます）、診察、血液検査（貧血の有無、糖や脂肪など）、尿検査、心電図検査、頸部の超音波検査、ＭＲＩ検査、ＭＲＡ検査、認知機能検査（物忘れなど）です。

施設によっては基本的な検査のほかに、脳血流検査（ＳＰＥＣＴ検査やＰＥＴ検査）、眼底検査を加えることもあります。

一般に脳ドックは一日か二日にわたって行われます。

脳ドックは自分の脳の状態を知ることができる貴重な機会です。家族に脳卒中になった人がいる場合や、自分に高血圧、糖尿病、脂質異常症、肥満などの危険因子がある場合は、脳ドックを受診しましょう。異常が見つかっても、ほとんどの場合は、すぐに悪化して命にかかわるわけではありません。早めに知って、早めに対処することは大きくリスクを減らすことになります。

著者略歴

藤本　司（ふじもと・つかさ）

１９６９年東京医科歯科大学医学部卒業。米国・ＮＩＨ、ＮＩＮＣＤＳ留学、カナダ・ウエスタンオンタリオ大学脳神経外科、スイス・チューリヒ大学脳神経外科留学。１９７９年東京医科歯科大学脳神経外科講師。１９８１年昭和大学藤が丘病院脳神経外科准教授。１９９４年昭和大学藤が丘病院脳神経外科教授、２０００年同副院長、２００９年同定年退職。現在、昭和大学名誉教授、さがみリハビリテーション病院顧問、横浜地方裁判所専門委員、アレクサンダー・テクニークＢＣ医学顧問、脳活性プログラム・シナプソロジー医学顧問。主な所属学会：日本脳神経外科学会専門医、日本脳卒中学会専門医、日本認知症学会専門医・指導医。日本脳神経超音波学会名誉会員、日本脳神経外科漢方医学会顧問。主な著書：脳神経外科学大系第1巻血液脳関門と脳浮腫（２００６）、超音波：新超音波医学4脳神経領域成人の疾患（２０００）、血管新生：血管新生研究の新展開　血管新生療法（２０００）、脳神経超音波マニュアル（編集委員長）（２００６）、最先端をめざす脳外科医（２００９）、脳を鍛えるには楽しく「混乱」させなさい（２０１４）

本書は株式会社保健同人社より刊行された『お医者さんの話がよくわかるから安心できる：「脳卒中」と言われたら』（２０１１年）をもとに適宜編集を加え、加筆修正を行ったものである。

「脳卒中」と言われたら…
お医者さんの話がよくわかるから安心できる
検査 診断 治療・手術

2023年 3 月31日　初版第 1 刷発行
2024年 2 月29日　初版第 2 刷発行

著　者　**藤本　司**
発行者　**向田翔一**

発行所　株式会社 22 世紀アート
〒103-0007
東京都中央区日本橋浜町 3-23-1-5F
電話　03-5941-9774
Email: info@22art.net　ホームページ：www.22art.net

発売元　株式会社日興企画
〒104-0032
東京都中央区八丁堀 4-11-10 第 2SS ビル 6F
電話　03-6262-8127
Email: support@nikko-kikaku.com
ホームページ：https://nikko-kikaku.com/

印刷
製本　株式会社 PUBFUN

ISBN：978-4-88877-186-3